中国中医科学院科技创新工程 (CI2021A00205)
宋军全国名老中医药专家传承工作室建设项目
中国中医科学院优秀青年科技人才 (传承类) 培养专项

U0288045

中医导引与疾病防治
——诸病源候论导引法研究

主　审　曹洪欣　宋　军
编　著　代金刚　张明亮
协助整理　雷洪涛　姜秀新　王　乐　田思玮　谢继鼎
　　　　　于　艺　王　颖　罗克宇　刘京昆

人民卫生出版社
·北　京·

图书在版编目（CIP）数据

中医导引与疾病防治：诸病源候论导引法研究 / 代金刚，张明亮编著. —北京：人民卫生出版社，2025.2

ISBN 978-7-117-34135-6

Ⅰ. ①中… Ⅱ. ①代… ②张… Ⅲ. ①导引－研究 Ⅳ. ①R247.4

中国版本图书馆 CIP 数据核字（2022）第 243128 号

| 人卫智网 | www.ipmph.com | 医学教育、学术、考试、健康，购书智慧智能综合服务平台 |
| 人卫官网 | www.pmph.com | 人卫官方资讯发布平台 |

中医导引与疾病防治——诸病源候论导引法研究
Zhongyi Daoyin yu Jibing Fangzhi——Zhubing Yuanhou Lun
Daoyinfa Yanjiu

编　　著：代金刚　张明亮
出版发行：人民卫生出版社（中继线 010-59780011）
地　　址：北京市朝阳区潘家园南里 19 号
邮　　编：100021
E - mail：pmph @ pmph.com
购书热线：010-59787592　010-59787584　010-65264830
印　　刷：中煤（北京）印务有限公司
经　　销：新华书店
开　　本：710×1000　1/16　　印张：17
字　　数：324 千字
版　　次：2025 年 2 月第 1 版
印　　次：2025 年 2 月第 1 次印刷
标准书号：ISBN 978-7-117-34135-6
定　　价：59.00 元

打击盗版举报电话：010-59787491　E-mail：WQ @ pmph.com
质量问题联系电话：010-59787234　E-mail：zhiliang @ pmph.com
数字融合服务电话：4001118166　E-mail：zengzhi @ pmph.com

作者简介

代金刚，中国中医科学院医学实验中心研究员、医学博士、博士研究生导师。中央电视台《健康之路》常设医学嘉宾，获得第七届健康中国论坛（2014年度）风尚人物奖、2021中医药年度科普人物称号，首届援助非洲志愿者。擅长采用中药、中医导引法综合治疗心血管、神经内科、消化系统疾病。传承中医导引疗法并开展创新性研究，主创健心健康操并打破吉尼斯世界纪录，参与录制中央电视台《健康之路》《中华医药》，以及北京卫视《养生堂》等节目500余期，主编、参编书籍10余部，发表文章200余篇。

张明亮，国家级非物质文化遗产保护项目"二十四节气中医导引养生法"传承人，山西省级非物质文化遗产保护项目"九针疗法"传承人，峨眉丹道医药养生学第十四代传人，2008北京奥运会火炬手，2022北京冬奥会·中医导引五禽戏主创专家，北京中医药大学"体医融合发展研究"客座教授，曾先后荣获国家体育总局"编创健身气功贡献奖"、"推广健身气功先进个人奖"，武汉市人民政府颁发的"科学技术进步奖"，美国"柯布共同福祉奖"等殊荣。主编、参编著作20余部。由其编著的《二十四节气导引养生法——中医的时间智慧》于2015年入选国家新闻出版广电总局"首届中华优秀传统文化普及图书"。

序

习导引 疗慢病

生病之后需要吃药，似乎是天经地义的事情，特别是很多中老年慢性病患者，家中常备的降压药、降糖药、强心药、止痛药等有十几种甚至数十种之多。其实在中医学中，治疗疾病既有药物疗法，也有非药物疗法，比如针灸、按摩、拔罐等就属于非药物疗法。非药物疗法重在调动人体的自愈能力，在疾病的预防和慢病康复中意义重大。中医导引法也是非药物疗法的一种，而且是历史悠久、疗效确切、易于掌握的一种。

八段锦、五禽戏、六字诀、易筋经、二十四节气导引法等都是中医导引法的代表。这些方法经历了几百年、上千年的传承，流传广泛，影响深远，堪为经典。八段锦在治疗 2 型糖尿病，五禽戏在改善血脂和代谢，六字诀在调节呼吸功能等作用都得到科学的证实。如何更好地应用导引法治疗或辅助治疗慢性疾病（简称慢病）是一项重要课题。

中国中医科学院代金刚博士长期从事中医导引法的研究与实践，担任研究生、西学中班"中医导引学"课程的主讲教师，著有《中医导引养生学》《跟代金刚一起练：不累不痛不生病》等书，在中医导引学领域有一定造诣。代金刚在就读博士期间就深入研究《诸病源候论》中的导引法，在临床和科研工作中，亦将导引作为重要研究方向，经过认真挖掘整理，著成此书，旨在为中医导引在临床上的应用奠定良好的基础。本书是《中医导引养生学》的姊妹篇，一论"导引养生"，一论"导引治疗"，相互补充。

张明亮先生是著名中医及导引养生专家，对中国传统医药学、导引养生学有着深入的研究与造诣。主编《二十四节气中医导引养生法——中医的时间智慧》等书，张明亮领衔的"二十四节气中医导引养生法"项目入选国家级非物质文化遗产代表性项目名录。中医导引法丰富和发展了中医学非药物疗法，在"大健康战略"背景下，系统地挖掘和整理针对身体某一部位、某一脏腑、某一症状、某一疾病的导引法，对传承和发展中医药特色疗法，意义深远。本书针对中医典籍《诸病源候论》中的导引法进行研究。《诸病源候论》在导引法领域独具特色，书中论述了内、外、妇、儿等各科共 1 739 种证候，在代表性证候下附有针对性的导引法，以治疗相关疾病。书中共应用导引法 287 条。

《诸病源候论》是一部中医病因病机学专著，其内容是围绕疾病和证候展开的。历代医家从病因、病机和证候的角度对《诸病源候论》做了大量研究，而对书中导引法研究相对较少。该书在对《诸病源候论》导引法进行整理、归类的基础上，对导引法进行命名、功用提炼、动作说明和原理阐释，将中医基础理论与导引法紧密结合起来，阐述形神合一、三调合一、整体观念等导引理论，初步形成辨证导引的理论体系，并对导引法的应用进行了有益的探索和尝试。

"中医导引学"是一门既古老又新兴的学科。说其古老，是因为在 2 000 多年前秦汉之际，《引书》《马王堆导引图》《黄帝内经》中的论述足以证明导引在当时具有很高的学术地位和很普遍的应用价值；说其新兴，是因为导引的理法与精髓，曾经被小众化、神秘化、边缘化，基于国家大健康战略，广大人民群众对健康的需要和对美好生活的向往，中医导引法再次走到台前。代金刚博士担任中央电视台《健康之路》常设医学嘉宾，累计录制导引法节目 500 余期，并走进高校、政府机关、企业开展导引法科普讲座 300 余场，获得广泛关注、高度认可和一致好评。

该书内容翔实、科学严谨、言语生动、图文并茂，既适合中医专业人士研究中医导引法，也适合有相应慢病的患者朋友从中选取相应的导引法进行练习。期待本书能在传承和发展中医药事业、服务百姓健康、预防和治疗慢病方面发挥积极作用。

谨致数语，欣然为序。

国家非物质文化遗产项目（中医生命与疾病认知方法）

代表性传承人

中国中医科学院原院长

2021 年 12 月

前　言

　　2016 年 12 月,《中医导引养生学》一书由人民卫生出版社出版,该书作为中国中医科学院研究生特色教材得到广泛好评,"中医导引学"也成为中国中医科学院的特色课程。为丰富和发展中医非药物疗法,在文献挖掘、教学实践和临床应用的基础上,编写了《中医导引与疾病防治——诸病源候论导引法研究》一书。该书是中医导引研究的深入,是"中医导引学"的重要组成部分,有助于丰富和完善"中医导引学"的学科体系。

　　本书分为四个部分,引言、概说源流篇、导引治疗篇、知识拓展篇。

　　引言部分包括走进中医导引法、认识"中医导引治疗学"、为什么研究《诸病源候论》导引法三个部分,对中医导引治疗的思路进行了初步介绍,阐述了研究《诸病源候论》导引法的依据。

　　概说源流篇对中医导引法的源流与发展、《诸病源候论》导引法进行概述。综述了《诸病源候论》研究现状,《诸病源候论》一书对导引法发展的贡献。本书采用的研究方法是整体分析书中导引法的渊源、分类,并对其命名、提炼功用,对书中导引法的动作路线进行分解,并从肢体动作、呼吸吐纳、存想三个方面分别阐述。

　　导引治疗篇按照《诸病源候论》原书的顺序详细论述了风病诸候导引法,虚劳病诸候导引法,腰背病诸候导引法,消渴病诸候导引法,伤寒病、时气病、温病、冷热病诸候导引法,气病诸候导引法,脚气病、咳嗽、淋病、小便病、大便病诸候导引法,脏腑病诸候导引法,内科其他病候导引法,五官病候导引法,外科、妇科病候导引法。对每一个导引法,从原文、证候、命名、功用、动作路线、按语等方面进行阐释,力求让读者能充分理解该导引法和相关证候的关系,并能按照动作和图片提示进行操作。

　　知识拓展篇重点论述中医导引法学术特点,导引治疗的应用思路,包括健康导引术的创建与推广、辨证导引理论、导引法的优势领域等。这部分是对《诸病源候论》导引法的灵活运用,既包括已经开展的工作,也包括对导引法应用于临床的思考和探索。

本书《诸病源候论》原文部分，参考了人民卫生出版社《诸病源候论养生方导引法研究》（丁光迪编著）和《诸病源候论校释》（南京中医学院校释）。为了让读者清楚动作路线，每个导引术按照动作重要分解步骤进行配图，便于读者参考。习练动作是在遵循原文的基础上，根据中医导引动作的特点和可操作性编排而成。本书对每个导引术都进行了命名，基于原文和作者教学经验对动作路线进行了分解，为了便于操作，个别动作在原文基础上，做了变通。

因导引术为连贯动作，无法对每张图片予以命名，因此大部分图表示动作的过程，没有图题，只有图号。也是基于动作的连贯性，无法用图片展示每一个动作细节，如果原文中某句话描述的动作找不到相应图片，或者少数原文描述的内容，找不到完全一致的图示，需要读者参考图片动作，结合文字进行习练。作者团队未来将为本书配动作演示和讲解视频，便于读者参考习练和应用。书末附有《诸病源候论》导引法名称及功用简表，便于读者查找对照。

《诸病源候论》是一部中医病因病机学专著，其内容是围绕疾病和证候展开的。这就决定了书中导引法不单单是一种养生保健方法，也是一种治疗手段。"汤熨针石，别有正方，补养宣导，今附于后"是《诸病源候论》作者对导引法的客观评价。书中认为，针对相关证候可以通过药物、针灸等方法治疗，并重点推荐补养宣导的方法，这是对《素问·异法方宜论》"同病异治"思想的继承和发扬。

《诸病源候论》对证候的论述参考了隋以前大量中医药学、道学文献，其对导引法的论述也是如此，从而保存了大量的古导引法，为研究隋以前的导引动作、理论提供了珍贵资料。这些导引法与汉代的《马王堆导引图》《引书》遥相呼应，充分证明导引的医疗价值，并将导引从道家略显神秘的论述和得道成仙的目的中分离出来，纳入中医学范畴。以证候统领导引是辨证导引思想的先河。

将导引法应用于临床实践，有理论、有方法，有现代研究的支撑，然而任何治疗手段都有其局限性，导引法也不例外。从《诸病源候论》导引法的分布看，在风病诸候、虚劳病诸候、脏腑病诸候、腰背病诸候、气病诸候中导引法比较集中，说明导引法在祛风散寒、补益虚劳、调节脏腑、舒筋缓急、理气止痛等方面效果比较明显，这和现代医学对运动疗法的认识基本一致；然而，在外科、妇科、儿科方面，如疮病诸候、妇人妊娠病诸候、小儿杂病诸候中涉及导引法较少，这说明导引法在这类疾病的治疗方面不具备优势。

随着医学的发展，卫生领域疾病关口前移，医学界越来越重视非药物疗法。导引法作为非药物疗法的有效手段，必将在养生康复、疾病辅助治疗领域发挥更重要作用。导引法也很有可能成为继针灸之后，让中医药更好地走出国门、走向国际的一把钥匙，成为中华文化走向世界的重要载体。

中国中医科学院首席研究员曹洪欣教授给予悉心指导、审阅全书并作序，第六批全国老中医药专家学术经验继承工作指导老师宋军研究员给予悉心指导并提出宝贵意见。中国中医科学院医学实验中心樊新荣主任医师、鞠大宏研究员、中国中医科学院研究生院宋春生研究员、胡春宇副研究员、王乐副研究员、张元月老师等给予学术指导和帮助。

中国中医科学院研究生田思玮、胡艳红、王雪、程晓菲、王攀、袁丽丽、王佳丽、翟取、谢继鼎、王颖、刘京昆等参与了书稿的整理和校对工作。

人民卫生出版社在本书的编写出版过程中给予了大力支持。

本书的出版得到了中国中医科学院科技创新工程（CI2021A00205）、宋军全国名老中医药专家传承工作室建设项目、中国中医科学院优秀青年科技人才（传承类）培养专项（ZZ16-YQ-060）资助，在此一并致谢。

因为编者水平有限，本书错误、不当之处在所难免，恳请各位专家、老师，各位读者不吝赐教。

编　者

2022 年 6 月

目 录

49 / 导引治疗篇

223／知识拓展篇

引　言

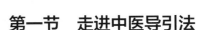

第一节　走进中医导引法

一、通过帛画认识"导引"

1973 年，湖南长沙马王堆三号汉墓出土了一幅工笔彩色帛画，帛画上画有不同的人物形象，有男、有女、有老、有幼，人物旁的文字大部分仍清晰可辨。这幅画引起大家极大兴趣，然而尘封在地下 2 000 多年，已经残缺不全，画里的人是在做什么，这些人物形象放在一起又有哪些深刻含义？为了回答这些问题，考古学家对其进行复原，中医学家、传统体育专家、舞蹈家、文字学家都积极参与这幅图的研究，经过不同学科专家的共同努力，帛画得以复原，谜底终于揭开。

马王堆出土的帛画长约 100cm，画高 40cm。分上下 4 层绘有 44 个各种人物，这些人男、女、老、幼均有，或着衣，或裸背，每人都在练习导引法，所以这幅图被命名为《马王堆导引图》。《马王堆导引图》不仅年代早，而且内容非常丰富，它使古代文献中散失不全的多种导引与健身运动找到了最早的图形资料，对导引的发展、变化研究提供了可贵的线索。

二、导引与疾病防治

导引似乎有点儿陌生，平常用得不多。导引一词的出处，要从春秋战国时期一位高人说起。在诸子百家之中，有一位逍遥自在、物我两忘的高人，此人姓庄名周，在其所著的《庄子》一书中就记载了导引一词："吹呴呼吸，吐故纳新，熊经鸟申，为寿而已矣。此道引之士，养形之人，彭祖寿考者之所好也。""道"是指事物运动变化的规律、道理，也是中国哲学和传统文化的本体。老子《道德经》记载，"道可道，非常道；名可名，非常名"，"道生一，一生二，二生三，三生万物"。道引指的是遵循自然规律、符合人生命特点的传统运动方法，唐代以后，多用导引一词。"导"从寸，道声，意思是引导、带领，指在遵循生命之道的前提下，循序渐进地进行肢体抻拉、呼吸吐纳、精神调节。根据庄子的描述，可以看出来，导引和形体的活动、呼吸吐纳有密切关系。"熊经鸟申"很容易让我们联想到模仿动物的锻炼方法五禽戏，以及五禽戏的编创者华佗。华佗是三国时期著名的医生，曾经给曹操治头疼，精通内外妇儿各科疾病的治疗。《三国志·华佗传》记载："吾有一术，名五禽之戏，一曰虎、二曰鹿、三曰熊、四曰猿、五曰鸟。"华佗继承古代导引养生术，依据中医学阴阳五行、脏象、经络、气血运行规律，观察禽兽活动姿态，用虎、鹿、猿、熊、鸟等动物形象、动作创编的一套养生健身功法。华佗五禽戏，五种动作各有特点、各有侧重，但又是一个整体，如能经常坚持综合练习，就能起到调养精神、调养气血、补益脏腑、通经活络等作用。相传，三国时期司马懿长期坚持练习五禽戏，以此来强身健体和缓解巨大的压力。

在中医学四大经典著作之一《黄帝内经》中有一篇《异法方宜论》。在这一篇中，黄帝问岐伯，不同地区的医生治病，同样的病而治疗方式各不相同，但都可治愈是为什么？岐伯的回答大意如下，因为东、南、西、北、中央五方的地理环境、自然气候有所差异，以及人们的生活习惯也有所不同，所以在不同地区生活的人们发明创造了不同的治疗方法。这些方法经历多代圣人的整理，有所提高，形成了系统的理论和手段。这些手段包括药物、九针、艾灸、砭石和导引按跷。看出早在《黄帝内经》中就把导引法作为重要的治疗手段。

三、其他记载导引法的书籍

应用导引法预防和治疗疾病的书籍，首推《诸病源候论》，这本书是巢元方所著，成书于隋代大业六年，也就是公元610年，距今有1400多年了。《诸病源候论》是中国最早以内科为主论述各科疾病病因、病机和证候的专著，该书总结了隋以前的医学成就，对临床各科病证进行了搜求、征集、编纂，并予系统地分类。全书分67门，载列证候论1739条。叙述了各种疾病的病因、病理、证候等。这本书有个鲜明的特色：它详解疾病的病因病机，但没有详细阐述治疗相应证候的方药，而是在部分证候之下，记载了能够治疗相应证候的导引法。中医学强调辨证论治，《诸病源候论》这本书，可谓开辟了辨证导引的先河。

在陶弘景所著的《养性延命录》、孙思邈所著的《备急千金要方》、高濂所著的《遵生八笺》、以宋徽宗名义颁行的《圣济总录》等书中都对导引有详细的论述，足以看出历代医家对导引法也都非常重视。从养生治未病意义上看，导引可以锻炼身体，增强体质，保持朝气，焕发精神；从医疗意义来说，导引可以充分发挥、调动内在因素，积极地防病治病。

四、导引属于非药物疗法

非药物疗法是指药物疗法以外的其他疗法，针灸、理疗、按摩、导引都属于非药物疗法。随着大健康理念越来越深入人心，人们对健康认识的发展，非药物治疗的研究和应用日益得到人们的重视。中医导引法也像马王堆出土的帛画一样，受到前所未有的关注。2012 年，中国中医科学院与中央电视台健康之路栏目组合作《24 节气养生》系列节目，这是中国中医科学院落实"十二五"规划，加强中医药科普宣传、满足人民群众医疗保健需求而实施的重要举措。《24 节气养生》系列节目突出几个特点：一是要"权威"不要"戏说"，力争做到所讲的关键信息都"有案可查，有史可依"；二是"道"与"术"相得益彰，做到让老百姓"看了就懂，懂了会用"；三是围绕生活谈文化，节目紧扣民俗文化，进一步拉近传统文化与百姓的距离；四是重点推出一套简单易学的"24 节气养生操"。在 2013 年全年，每到一个节气，都会有节气养生的节目推出来，也都有节气养生操推出来，这套节气养生操，其实就是唐末宋初流传至今的 24 节气导引养生法。依托央视平台强大的媒体公信力，依托中国中医科学院学术的权威性，中医导引的方法和理念迅速深入人心。八段锦、易筋经、六字诀、五禽戏、虎步功、峨眉十二庄等传统导引法成为荧屏上的热点内容。

这么多方法，究竟哪个方法更适合自己，是不是拿来一个照着练就行呢？当然不可以。不同体质、不同年龄、不同身体状态、不同症状、不同疾病的人群应该采用不同的导引方法，因为不同动作对人体影响不尽相同。有的动作重点调理脾胃，如八段锦中"调理脾胃须单举"；有的动作重点调节脊柱，如五禽戏的"鹿戏"；有的动作能疏肝，如六字诀之"嘘字诀"。

五、导引法是先民的智慧结晶

不管是中国的古人还是海外的先民，生活中都没有电视、手机、飞机、汽车，过着通讯基本靠吼，交通基本靠走，衣服基本靠纺的简单生活，日出而作，日落而息。然而富有智慧的古人用他们的方式探索和思考着自然、生命、社会，仰观天文、俯察地理，创造了光辉灿烂的古代文明。中医导引法也是古人在劳动实践中、在与自然斗争中、在对动植物的观察中逐步形成的。

六、导引法源自生活实践

导引法的形体动作、呼吸吐纳的方法不是凭空出现的，大都能在生活和生产实践中找到原型。如两手上托，充分拉伸整个身体，这个伸懒腰的动作大家天天都做，把生活中伸懒腰的动作进行规范，加大幅度，融入中医理论就形成了八段锦的两手托天理三焦，该动作可以调节人的上、中、下三焦。射箭是一项非常流行的运动，古代骑马射箭是一项基本技能，民俗中每到清明节气也有射柳的习惯，在这一动作基础上形成了左右开弓似射雕，有利于扩胸，增强肺脏的功能。人在生气的时候会瞪大眼睛，甚至冲拳以发泄怒气，在此基础上形成了攒拳怒目增气力，能宣泄人的情绪，充分发挥肝主疏泄的功能等。

上述动作偏重于形体，导引法也包括呼吸吐纳的练习方法，其代表性的方法就是六字诀。这些字诀也源自生活，比如在心情不舒畅的时候，会自然地长出一口气，甚至长吁短叹，这样能舒服一些，有调节情绪的作用，这就是人的自我保护和调节，这个状态就是六字诀中嘘字诀的雏形。冬天手指发凉，为了暖手，会两手对搓，自然地用嘴对手哈气，人体内的热气会温暖手。古人经过总结，认为这个字诀有除热的作用，于是逐渐形成呵字诀。在一些集体劳动场面中，几个人抬一个重物，往往会说："一、二、三、嘿——"以前码头搬运工们，搞建筑的石工们开石方，泥工们筑土方，在劳动工作中，都口念"嘿哟！"或"嘿！嘿！哟！"的号子，这便是吹字诀的雏形。

七、仿生思想在导引法中的运用

古人不断地观察自然界，远取诸物，近取诸身，总结日月星辰的变化规律，形成了古代历法，观察鸟兽虫鱼、花草树木的特点，形成了古生物学。为了维护健康、与疾病做斗争，古人经过反复的经验积累，取法自然，模仿生物，象形取义，逐渐形成了"消肿舞""仿生舞"等。《吕氏春秋•古乐》有云："昔陶唐氏之治，阴多滞伏而湛积，水道壅塞，不行其原，民气郁阏而滞着，筋骨瑟缩不达，故作为舞以宣导之。"

动物的各种特征为导引法的形成提供了素材。如汉代竹简《引书》中就有"虎引、复鹿、枭沃"等仿生动作。东汉名医华佗编创的五禽戏，单从名称就可以知道它是模仿动物姿势的导引法。五禽戏既有注重模仿"五禽"之肢体运动的动作，又不乏效仿其神态的动作，使"虎之威猛，鹿之安舒，熊之沉稳，猿之灵巧，鸟之轻捷"得以充分体现。随着科学研究的深入，人们不断发现，植物和动物的某些功能，实际上是超越了人类在此方面的功能。植物和动物在自然进化当中不仅可以适应自然，而且其适应程度接近完美。仿生学试图在技术方面模仿动物和植物在自然中的功能，这个思想在生物学和技术学之间架起了一座桥梁，并且对解决技术难题提供了帮助。

中医导引法对仿生的运用也是源于对自然界动物和植物的长期观察，如观察到大树静止不动，靠着大自然赐予的土壤和阳光能存活数百年，甚至上千年，由此而出现了相对静止的桩功，采用特定的姿势，肢体安静下来，以促进身心的统一和协调。观察到鸟儿无拘无束，自由地飞翔，呼吸新鲜的空气，古人根据中医学"百病生于气"等理论，考虑到如果能像小鸟一样放飞心情，展开双臂该多好，于是模仿鸟振翅高飞和展翅产生了鸟戏的鸟飞和鸟伸。观察到老虎的威猛，虎爪的有力，根据中医学理论"勇者气行则已，怯者则着而为病"，于是模仿老虎的扑食等姿态产生了虎举和虎扑的动作。在前文所述的《马王堆导引图》中，仿生动作也占有非常大的比重，蛇、蛤蟆、鹿、龟、猿猴等都是被模仿的对象。中医导引法对仿生学的应用虽然没有像现代科学一样将生物学和技术学紧密结合起来，但是仿生导引、仿生体育、仿生医学在增进人类健康，提高防病治病手段等方面发挥了非常重要的作用。

中医导引法是中国古代劳动人民长期和疾病、衰老进行斗争的实践中，远观近取，逐渐摸索、总结、创造出来的一种以形体运动、呼吸吐纳、心理调节相结合为主要形式的运动项目，习练导引法，可以强身健体，调畅情志，治疗疾病，摄生保健。

第二节　认识"中医导引治疗学"

中医导引法是在中医脏腑经络、气血阴阳、精气神等理论指导下，形体运动、呼吸吐纳、精神调节相结合的传统运动方法，坚持习练可以起到强身健体、防病治病、益寿延年的作用。

一、中医导引法源远流长

《吕氏春秋》中明确指明：流水不腐，户枢不蠹，动也。形气亦然，形不动则精不流，精不流则气郁。这里用流水和户枢为例，说明导引运动的益处，并从形、气的关系上，明确指出不运动的危害，说明动则身健，不动则体衰的道理。《黄帝内经》也很重视运动养生，提倡"形劳而不倦"，反对"久坐""久卧"，强调应"和于术数"。所谓"术数"，王冰注曰"术数者，保生之大伦"，即指各种养生之道，也包括各种锻炼身体的方法在内。晋唐时期，主张导引运动的养生家逐渐增多，晋代张华《博物志》中所载青牛道士封君达养性法的第一条便是"体欲常少，劳无过虚"。南北朝时期，梁代陶弘景所辑《养性延命录》中说："人欲小劳，但莫至疲及强所不能堪胜耳。人食毕，当行步踌躇，有所修为快也。故流水不腐，户枢不蠹，以其劳动数故也。"唐代孙思邈亦很重视运动养生，他在《保生铭》中提出"人若劳于形，百病不能成"，他本人还坚持走步运动，认为"四时气候和畅之日，量其时节寒温，出门行三里，二里及三百、二百步为佳"。到宋代，对运动保健的养生法的研究又前进了一步，如蒲虔贯著《保生要录》，专列"调肢体"一门，主张用导引动形体。明代著名养生学家冷谦著《修龄要旨》、王蔡传撰《修真秘要》，均提倡用导引来锻炼身体。

二、中医导引法可以养生保健

中医导引法是我国古代劳动人民长期和疾病、衰老进行斗争的实践中，远观近取，逐渐摸索、总结、创造出来的一种强身健体，调畅情志，治疗疾病，摄生保健的方法，其有着广泛的群众基础。千百年来，对中华民族的健康、繁衍起了重要的作用。中医导引养生有"动以养生，静以养神"之说，主张动静结合，形神共养，刚柔相济。"生命在于运动"是人所共知的保健格言，说明运动能锻炼人体组织器官的功能，促进新陈代谢，增强体质、益寿延年。

中医认为疾病的发生常常由于生活方式不当而引起，健康的生活方式包括适量运动、合理饮食、规律起居、调节情志等方面，这些方面相互联系，互相影响。导引法是身体和精神相结合的锻炼方式，在锻炼过程中，要求肢体充分舒展、呼吸匀细柔长、心情放松。坚持练习中医导引法，能够调畅情志，强健身体，增强抵御外邪的能力，帮助形成良好的生活方式，从而起到预防疾病的作用，这也有效体现了中医"治未病"的思想，是一种值得推广的好方法。

从现代医学角度来看，在中医导引养生法锻炼的过程中，调身以使全身的肌肉骨骼放松，有利于中枢神经系统，尤其是交感神经系统紧张性的下降，可以调节情绪，使不良情绪得到缓解。调息则通过呼吸的调整促进血液循环，改善肺脏功能，对腹部脏器起到按摩作用，它还可以兴奋呼吸中枢，进一步影响和调节自主神经系统。而调心对大脑皮质有调节作用，可使大脑皮质细胞得到充分的休息，亦能对有害刺激产生防御作用。因此，中医导引法可以增强体质、防病治病、益寿延年。

三、导引法用于疾病治疗

中医导引法能柔筋健骨，具有行气活血、协调五脏六腑之功能。例如八段锦，能改善神经体液调节功能和加强血液循环，对腹腔脏器有柔和的按摩作用，对神经系统、心血管系统、消化系统、呼吸系统及运动器官都有良好的调节作用，是一种较好的体育运动。有学者研究出八段锦对高血压有降压的效果，通过练习八段锦，有利于改善紧张状态的小动脉痉挛，能更多地影响主动脉弓和颈动脉窦的压力感受器，起到降压和扩张冠状动脉的作用。不仅如此，中医导引法还对感冒、便秘、肠易激综合征、视疲劳、糖尿病等疾病有着同样很好的疗效。练习导引法时，要求全身放松，有利于精神的调摄，使精神内守，当患者处于良好情绪时，更有利于患者接受训练所产生的生物学效应。

在各类骨关节伤病中，导引法应用也非常广泛，因为此类疾病和长期的劳损密切相关，而导引法能够动诸关节，调节气血，对肌肉劳损、关节损伤有较好的效果。如现代多发的颈椎病，给患者及其家庭带来精神和身体上的痛苦，而适当的颈椎导引法疗效明显，简单易学，对身体副作用小，适用范围广泛。有学者采用蛙式中医导引法矫正颈椎曲度的异常，并与牵引治疗颈型颈椎病进行对比，结果显示蛙式中医导引法与颈椎牵引均有益于颈椎曲度的恢复，而蛙式中医导引法组对颈椎曲度的恢复更为显著。有学者使用中医导引与整脊手法治疗神经根型颈椎病，发现导引点穴整脊疗法治疗效果优于中频牵引治疗。导引法同样对肩周炎、膝关节骨性关节炎、腰肌劳损等骨关节疾病及软组织损伤有非常好的疗效，通过患者的自主运动练习导引法，可调畅患者体内气机，营养经络关节肌肉，有效改善骨关节周围循环，温煦关节、肌肉软组织，达到疏通气血、松解粘连、通利关节、小关节整复、镇痛消炎、恢复关节活动功能的目的。

导引法非常强调身、息、心三调，其中调身是基础，调息是纽带，调心是关键。通过练习导引法，调节人的精神意识、思维活动。对于神经精神性疾病，导引法也有一定的疗效，如在失眠的治疗过程中，导引法可通过调整人体脏腑气血功能，达到自我催眠，从而明显改善失眠者的睡眠状况。练习导引法有利于中枢神经系统功能的改善，有助于提高受试者心脏功能，调节血脂、血压、心率。导引法还用于中晚期癌症、老年痴呆、精神疾病、感染、儿科疾病的辅助治疗，并在提高生活质量和慢性病康复方面都有较好的效果。

导引法在治疗领域的应用有很大潜力，目前主要难点是找出如何对患者进行个性化指导的理论和方法。从导引法作用看，不同的导引法都可以拉伸筋脉，活动肢体关节，这是其相同点。不过每个导引法都有其相对特异性的作用，在《诸病源候论》导引法中，有的动作重点疏风散寒，如风病诸候互拓、挽足等导引法；有的重在补益虚劳、温中散寒，如虚劳病诸候摇臂、摩腹、肩肘式等；有的重在调节脏腑功能，如五脏六腑病诸候的嘘字诀、呵字诀等。其他导引套路也有其相应的作用，如八段锦中"调理脾胃须单举"可以调理脾胃功能；五禽戏的"鹿戏"可以强腰补肾等。如何解决导引推广过程中多人一法的问题，如何针对不同的疾病和症状选择合适的导引法，这些关于导引法在治疗领域的应用正是本书拟解决的主要问题。

第三节　为什么研究《诸病源候论》导引法

中医学中有丰富的非药物疗法，包括针灸、按摩、情志疗法、饮食调节、音乐疗法、环境疗法和导引法等多个方面。伴随着中医知识的普及，针灸、按摩、饮食对疾病的治疗或辅助治疗作用已经被广大患者所熟知和接受。而导引法在养生保健应用相对较广，但在治疗领域应用相对不足，缺乏个性化指导的理论和方法。目前比较流行的导引法如八段锦、五禽戏、六字诀、易筋经、24节气导引养生法、马王堆导引法都是适合强身健体的套路，这些方法在笔者主编的《中医导引养生学》一书中已经有相关介绍。

在疾病的治疗和康复方面，部分学者研究了导引对卒中（俗称中风）、帕金森综合征等脑血管疾病，颈椎病、腰椎间盘突出症等骨伤科疾病，肥胖、糖尿病等代谢性疾病的作用，然而导引在治疗领域的应用仍缺乏系统理论与实践相结合的研究。

从导引法作用看，不同的导引法都可以拉伸筋脉，活动肢体关节，这是其相同点。不过每个导引法都有其相对特异性的作用，有的动作重点调理脾胃，如八段锦中"调理脾胃须单举"；有的动作重点调节脊柱，如五禽戏的"鹿戏"；有的动作能可以疏肝，如六字诀之"嘘字诀"。如何解决导引推广过程中多人一法的问题，如何针对不同的疾病和症状选择合适的导引法是中医发展过程中面临的重要而紧迫的问题。

在中医学和道家典籍中对导引的记载非常丰富。梁代陶弘景的《养性延命录》、东晋葛洪的《抱朴子》、唐代孙思邈的《备急千金要方》、明代高濂的《遵生八笺》等书中都有非常详尽的有关导引的论述。在《道藏》中也保存了《太清导引养生经》《无生经》《黄庭遁甲缘身经》等导引书籍。从现有文献看，医学典籍对导引法非常重视，多设专篇进行论述，突出的是其养生作用和整体效果。导引与病因、病机和疾病没有有机结合。道家书籍中对导引的论述多描述成神仙之术，被蒙上神秘面纱，与临床相距较远。

在古医籍中，《诸病源候论》一书独具特色，该书论述了内、外、妇、儿各科共 1 739 种证候，未详细记载方药，而在部分证候下论述针对证候治疗的导引法。通过导引治疗疾病，符合现今对导引法的作用和适应证进行系统研究的需要。基于以上认识，本课题选取《诸病源候论》导引法为研究对象，以期发掘导引理论与实践精华，为促进民众健康做贡献。

历代医家对《诸病源候论》研究非常重视，诸多研究者从病因病机、证候、专病专科角度对《诸病源候论》做了大量的专题研究。涉及内科、外科、妇科、儿科、精神科、骨伤科等临床各科。也有学者从语言文字学、病证分类等角度进行研究。多位学者也对导引法进行研究，《中国医学大成》收录了该书导引法，《中医养生大成》第三部专门论述吐纳导引。明代医家胡文焕校刊的《养生导引法》，重新梳理《诸病源候论》导引原文，补充一些养生内容。赵邦柱、丁光迪对《诸病源候论》导引法从文字、校勘、语义等方面进行了系统研究，为深入研究《诸病源候论》导引法打下了坚实的基础。刘天君、刘峰将导引法进行还原，论述三调合一的理论，描述起始姿势，从中医学、运动医学的角度阐释作用原理。

在参考和借鉴相关研究成果基础上，本书重点研究《诸病源候论》导引法的特色和历史贡献。并对 287 条导引法的动作进行阐述，归类相似或相同的条文，对各导引法进行命名和功用的提炼，考证部分导引的源流及后世应用演变情况。对书中较为系统的六字诀导引法进行深入研究，并参考和借鉴《诸病源候论》导引法，编创一套健康导引术并初步进行推广。本书从中医导引发展史的角度对《诸病源候论》导引法进行重新认识，从中医学和传统体育学两个角度揭示了导引法的操作方法、功用、适应证。这为推广应用《诸病源候论》导引法和编创更多适合于临床的导引法奠定了基础。

　　《诸病源候论》在 50 卷 1 739 种证候中,有 106 种证候之下记载了导引法共287 条。这 106 种证候涉及的疾病非常广泛,是对《诸病源候论》证候研究的重点。有的证候下则附有 10 条以上导引法,如风冷候、风痹候、虚劳膝冷候等,有的证候下只附一条导引法,如风痹手足不随候、遗尿候、心腹痛候。

　　《诸病源候论》开篇即是具体病候和相应导引法,在序言中也未对导引法的应用原则进行说明,需要研究者推测导引法使用的理论、适合的疾病、注意事项等。导引法属于中医和传统体育的交叉学科,原文用词简练、部分表示动作的词汇内涵发生了演变等因素更增加了对导引法研究的难度。鉴于广大人民群众对导引法的需求,加之前人对《诸病源候论》中医导引法研究较少,本书拟在现有研究基础上厘清导引的操作方法、应用思路、总体原则、适应证、注意事项等,以期进一步丰富中医导引学学科体系。

概说源流篇

  中医导引学是中医药学的重要组成部分，是一种将肢体运动、呼吸吐纳和心理调节相结合的传统功法，讲求"三调合一"，具有调节脏腑、舒畅情志、延年益寿的作用。

  本篇较为系统地梳理了从先秦时期至今的导引法历史沿革、流传发展和现代近况，对导引法理论和方法的形成与发展进行了概括性的论述。

  《诸病源候论》系一部病因证候学专著，系统论述了各种疾病的病源与证候，该书的特色之处在于对导引疗法进行了专题辑录，针对相关证候以"养生方导引法"来进行治疗，是对隋代以前导引治疗思想和方法的全面总结，在导引法的发展史上起到了承上启下的作用。本篇着重介绍了研究《诸病源候论》导引法的思路与方法，阐释了导引法的分类、命名和功用、基本动作以及学术特色，使读者对导引法有全面、系统的了解，为学习和练习导引法打下基础。

第一章
《诸病源候论》研究现状

  《诸病源候论》成书于隋大业六年（公元 610 年）。该书在继承前人病因病机学理论的基础上，对疾病、证候的认识又有了进一步发展，是我国现存最早的一部病因、病机学专著。全书共 50 卷，载列 1 739 种证候，涵盖了内、外、妇、儿、五官、骨伤等临床各科的疾病。该书除了在病因病机、证候学方面的突出成就外，另一鲜明特色是对部分证候论述导引法，开创了辨证导引的先河。

第一节 《诸病源候论》研究概况

一、《诸病源候论》的作者

  关于《诸病源候论》一书的作者和命名，《隋书·经籍志》有《诸病源候论》五十卷，吴景贤撰。《旧唐书·经籍志》则为《诸病源候论》五十卷，吴景撰。在《新唐书·艺文志》和《通志·艺文略》出现两个版本，一是吴景贤撰《诸病源候论》，一是巢元方撰《诸病源候论》，两者皆为五十卷。自《宋史·艺文志》之后历代著作只提到巢氏《诸病源候论》五十卷，而没有吴景贤或吴景之书，史籍中未有提出异议。

  目前医学界已经形成共识，《诸病源候论》由巢元方奉敕组织集体编撰而成。从该书的卷数来看，该书亦是"集体智慧的结晶"。唐代王焘《外台秘要》和宋代《太平圣惠方》就大量引用了该书的内容，并参考和借鉴了该书的病证分类模式。清代《四库全书总目》高度评价了《诸病源候论》一书，指出："盖其时去古未远，汉以来经方脉论，存者尚多……《黄帝内经》以下，自张机、王叔和、葛洪数家书外，此为最古。究其旨要，亦可云证治之津梁矣。"

二、《诸病源候论》研究方向

  1. 病机病证研究 《诸病源候论》一书与临床结合非常紧密，以病为纲，以证候为目，临床实用性非常强。这决定了中医临床家对此书的高度重视，诸多研究者根据自身从事专业，从专科专病的角度，对其进行了大量研究。涉及呼吸系统疾病，痰饮毒邪致病因素，睡眠医学，痔疮、痈疽等外科疾病，骨伤科疾病，妇科疾病，鼻病、目病等五官科疾病，以及精神神经疾病。本类研究立足于临床实际，为认识某一种疾病的病因病机提供思路，研究结论主要用于指导相关疾病的治疗。

2. 基础理论研究 《诸病源候论》对中医基础理论，如藏象理论、体质理论、诊断方法等多有阐发。杜松等对面部官窍望诊理论进行了挖掘和探讨，成词松等对书中涉及的经络病机进行了梳理，丰富了对病机的认识。也有从中医生理病理角度的研究，如王旭东对膀胱、心包的论述进行了归纳总结，补充了对脏腑的认识。魏守健认为《诸病源候论》对脏腑生理病理的认识既继承了《黄帝内经》思想，而又有所发挥，是研究藏象理论的重要文献资源。

此外，对该书还有综合性研究，主要有两种思路，一是对全书的学术思想进行总结概括，如翟书正对全书进行了扼要的综述，结合西医学理论和自然科学的认识对书中的病因、病机、证候、导引等内容进行了探讨。另一种研究思路是评价该书的贡献，如李经纬站在医学科学发展的角度，对全书的贡献和成就进行了系统评价。

三、《诸病源候论》的学术思想

1. 横向比较研究 这种研究方法是对某一学术思想、理论较为相似的几本不同著作进行研究，以得出在某一领域的共性认识。在舌象研究上，邹世洁等采用数理统计的方法将《诸病源候论》与《备急千金要方》进行比较，找出不同证候的舌象变化规律。为了研究隋唐中医脏腑辨证的模式，赵瑞珍将《诸病源候论》《外台秘要》《备急千金要方》中有关脏腑辨证的文献进行比对和总结，概括出这一时期脏腑辨证的特点。

2. 纵向深入发掘 纵向研究针对某一问题，站在历史发展的角度，就相关问题的前代与后世的论述，找出该问题的历史发展轨迹。如张志峰、朱文峰等对《诸病源候论》证候与疾病的概念分类进行了探源，揭示了该书目录的特点。《诸病源候论》有大量关于急症的论述，吴鸿洲以此为切入点对中医治疗急症的成就进行了探源，从扁鹊的史书记载、《肘后备急方》中探索中医急症学发展的轨迹和脉络，认为《诸病源候论》对急症的论述为后世中医急症的发展奠定了基础。

四、讨论

以上是对《诸病源候论》一书从不同角度、不同层面采用不同方法和手段研究的概述。从研究切入点看，有以《诸病源候论》原文作为突破口进行研究的，有将相同或不同时代的几本书进行联合研究的。既有对版本的考证，词语的释义,也有对病证的梳理。从临床和理论角度看,很多临床医家从专科专病、单一证候角度进行了深入挖掘和系统整理,并与临床实际密切联系起来,丰富了临床思路,产生了值得进一步推广的方法。在理论研究层面,将隋唐时期相关医书进行比较研究,对把握隋唐时代中医基础理论进展有重要意义。

第二节 《诸病源候论》导引法研究

一、原文的摘录和引用

《诸病源候论》在病因病机学方面的阐释,被广泛用于辨证论治体系,并指导临床用药。书中记载的导引法,得到了历代医家的重视。《古今图书集成医部全录》《沈氏尊生方》《杂病源流犀烛》等书都引用了大量《诸病源候论》导引法的内容,不过缺乏对导引方法更详细的整理。

二、专病导引法研究

张海波等通过对《诸病源候论》风病、伤寒、胃病诸候导引法的研究,提炼出感冒、肠易激综合征、便秘导引法,将导引法与现代疾病病名结合起来,为将导引法应用于临床提供了可能。吴晓云根据书中导引法和病机论述,总结出慢性肝病保健功,并初步进行了推广,收到了较好的效果。钟伟对腹胀候导引法进行了归纳,吴志超探讨了瘘候导引法。此外,还有对胃痛、风偏枯、积聚等疾病导引法的研究。

三、导引法整体研究

翟书正对《诸病源候论》导引法的特点进行了全面的统计分析,有 97 条包含了调心的内容,160 条包括了肢体活动,126 条讲到了对呼吸吐纳的调节,从三调角度对《诸病源候论》导引法进行研究,对理解《诸病源候论》导引法的特点打下了基础。翟信长从注意事项的角度对《诸病源候论》导引法进行了研究,指出了导引时间以清晨为上,锻炼要坚持不懈,气息需要匀细柔长等。这些研究对导引术的应用都有实用价值。

赵邦柱主编《古代气功治病法——诸病源候论导引新解》,按照原书证候,对导引法进行了整理和归纳,分成导引法组合,该书提高了《诸病源候论》导引法的实用价值。丁光迪编著《诸病源候论养生方导引法研究》,从语言文字、版本校勘等方面做了深入研究,使导引法的文字表述更加流畅自然,文义也更容易理解。刘峰、刘天君等对导引法进行了还原,阐述了导引法的基本姿势、三调合一的理论,并采用中医学和运动医学理论对导引的作用进行了解释。

四、讨论

可以发现古人临床思路与现代不同点,其中最重要的就是对导引法的应用。这主要集中在个别证候的导引法上,这些方法对临床有一定启发。目前临床比较少通过临床辨证指导患者进行锻炼,如果能够运用于现代常见病、慢性病的预防、治疗和康复,丰富中医诊疗方法。而这一点恰恰是对《诸病源候论》研究的薄弱环节,也是本书拟解决的关键问题。

第二章
中医导引法的源流与发展

中医导引法的产生和发展与中医学，甚至中华文明的发展是相依共存的，因为导引法是中医学的重要组成部分，中医学是中华文化和古代科技的瑰宝，文化和科技的发展是与生活环境、劳动环境、生产力的提高密切联系的。如根据《吕氏春秋·古乐》记载："昔陶唐氏之始，阴多滞伏而湛积，水道壅塞，不行其原，民多郁阏而滞着，筋骨瑟缩不达，故作为舞以宣导之。"这段话是说古人为了适应环境，克服环境带来的不良影响，选用某种舞蹈动作，以舒筋壮骨、通利血脉，这就是导引的雏形。《黄帝内经》是中医学的奠基之作，也对导引法的发展起到重要作用，《素问·异法方宜论》中将导引按跷作为一种治疗方法。《诸病源候论》是中医学病因病机学专书，集中医证候学之大成，该书一大特色是书中记载的 287 条能辅助治疗疾病的导引法。《备急千金要方》中讲述各科疾病的治疗思路，书中也介绍了天竺国按摩法、老子按摩法等导引方法。金元四大家各成一派，不过对导引法都推崇有加。

导引法在发展过程中受到中医学、儒学、道学、佛学、武学等多个学科的影响，如经典导引法易筋经，从学术理论上看，易筋经与中医学、道家思想关系密切，从传播看，少林寺起到关键作用；如峨眉十二庄，虽然在峨眉山秘密流传，不过其理论基础是中医学的经络学说、气化理论、脏腑理论等。从这个意义上讲，学习导引法的发展史需要与中医学发展史结合起来，才更容易理解。

第一节　先秦至汉代——导引方法和理论积淀

公元前 8 世纪以后，周王室走向衰落，诸侯争霸乃至兼并，历史进入春秋战国时期。诸子百家，学术争鸣，导引学理论水平得到发展。"坐忘""导引""熊经鸟伸""屈伸""心斋""吐纳""全形""宣导舞"等导引实践活动出现在很多著作中。

《吕氏春秋·古乐》："昔古朱襄氏之治天下也，多风而阳气畜积，万物散解，果实不成，故士达作为五弦瑟，以采阴气，以定群生……昔陶唐氏之始，阴多滞伏而湛积，水道壅塞，不行其原，民气郁阏而滞著，筋骨瑟缩不达，故作为舞以宣导之。"陶唐氏即尧帝，姓伊祁，名放勋，中国上古时期部落联盟首领、五帝之一。今山西临汾人，尧为帝喾之子，母为陈锋氏。十三岁封于陶。十五岁辅佐兄长帝挚，改封于唐地。二十岁，尧代挚为天子，定都平阳。这一记载反映出相当于尧时的氏族公社末期，洪水为患，曾引起人们产生"筋骨瑟缩"之类的疾病。而人们则用"舞"来活动肢体以治疗这类疾病。根据古乐篇前后文都是论述古代音乐的发展应用情况，可以推论，当时的宣导舞是在乐器的伴奏下进行的，这是我国人民应用音乐和舞蹈治疗疾病的最早记载，而当时的舞蹈便是导引的早期雏形。

藏于天津博物馆的《行气玉佩铭》是现存最早的行气理论文物资料之一，据考为战国后期的作品。其形为十二面棱柱状体，中空，顶端未透，每面刻有篆书三字，加上重文九字，共四十五字。原文为："行气，深则蓄，蓄则伸，伸则下，下则定，定则固，固则萌，萌则长，长则退，退则天。天几春在上，地几春在下。顺则生，逆则死。"结合对当时经济和社会发展水平的分析，战国时纸张还没有发明出来，写字要写在竹板或丝绸上，所以惜字如金，本文刻在玉器上，肯定隐含很高深的机理。从中医学术上看，本文介绍的是导引行气，呼吸吐纳的方法、步骤和作用，包含了以下几层含义：其一，是深长的呼吸，导引过程中呼吸要求匀细柔长，这样才能做好腹式呼吸，更好地收敛精神；其二，是吐纳行气的步骤，包括蓄气、练气、行气、归元等几个阶段；其三，是行气和精神的配合统一，文中说的萌、长、退等是需要精神与呼吸紧密结合才能做到的，也即是神与气合、神与脉合的口诀要求；其四，是行气的作用，可以顺应天地，保养生命。

秦始皇统一六国，中华文明达到前所未有的繁荣。然而，秦始皇焚书坑儒给中华文明造成了重大损失。马王堆汉墓为历史保存了 10 余万字的竹简帛书，《马王堆导引图》《却谷食气》《周易》等，都对导引研究有着重要的价值。

1984 年，湖北荆州张家山发现西汉墓葬群，出土了大量极有价值的竹简，一部导引之书《引书》位列其中。该书是一部古代专门记述导引与养生的著作。书分三部分，共有竹简 112 枚，书中无小标题，每一独立段落之首有墨书圆点。"引书"一词题在最后一枚竹简的背面。这是导引学专著的最古老版本。墓主人身份不明，下葬时间约为公元前 186 年，其抄写年代不会晚于西汉吕后二年（公元前 186 年），故该书是迄今为止所能见到的有关导引养生的最古老的文献之一，对研究导引在防病治病中的应用仍有重要参考价值。《引书》共三部分内容：第一部分，论述四季养生之道，篇首指出："春产（生）、夏长、秋收、冬藏，此彭祖之道也"，接着依四季之序介绍各季的养生方法，这一部分的基本精神与《素问·四气调神大论》所载："春三月，此谓发陈……冬三月，此谓闭藏"等理论相同，即养生必须顺应自然界的运行规律；第二部分，论述导引术式及其作用，《引书》共载导引术 110 种，除去重复者还有 101 种，其中有术式者 85 种，用于治病有 50 种,仅述功用者有 16 种,汉初以前运用导引治疗疾病已经积累了相当丰富的经验,《引书》是对汉初之前中医导引法的一次总结;第三部分,讨论了致病因素、防治方法以及养生理论等问题。

1972—1974 年,长沙马王堆汉墓(西汉初期诸侯家族墓地)出土的帛画是现存世界上最早的导引图谱(图 2-1)。前文已经对帛画进行了简要说明,画中绘有 44 个各种人物的导引图式。每图式为一个人像,男、女、老、幼均有,或着衣,或裸背,均为工笔彩绘。其术式除个别人像做器械运动外,多为徒手操练。图旁注有术式名,部分文字可辨,其中涉及各种动作,有弯腰、伸臂、马步、转头、后仰等。从这幅图可以看出,导引法在古代并不是某一阶层的专属健身法,而是不同职业、不同年龄的人都熟知并普遍采用的养生方法。

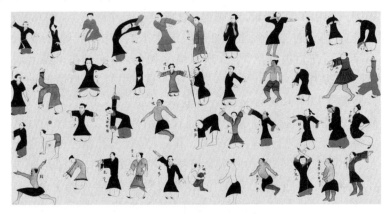

图 2-1 《马王堆导引图》

《引书》所载导引术与马王堆帛画《导引图》相比较,两者风格相近,命名原则相同。其中折阴、熊经、引膝痛、引聋和引颓 5 种导引名称相同,不过其中 3 种名同术异。帛画人物逼真、栩栩如生,而《引书》所载导引法数目更多,内容更丰富。帛画所载导引数量只有《引书》的 2/5 左右,而且单个动作的静态画面,很难反映导引的动态过程,更难描述呼吸、意念方面的要领,《引书》则可以弥补这些不足。总之,《引书》和马王堆《导引图》一文一图,相互补充,相得益彰,两者珠联璧合,从不同侧面反映了当时导引法的最高成就,共同见证了导引在 2 000 多年前的繁荣,为研究汉以前导引法提供了极为珍贵的资料。

《黄帝内经》奠定了中医学理论基础,也奠定了中医导引法的原则和地位。该书系集先秦医学之大成的经典著作,也是中医导引学的宝典。《黄帝内经》中的养生理论、精气神理论、经络理论、天人合一理论都是导引法的理论支撑。该书非常重视导引在养生保健和防病治病方面的作用,《素问·异法方宜论》记载:

"黄帝问曰：医之治病也，一病而治各不同，皆愈何也？岐伯对曰：地势使然也。故东方之域，天地之所始生也……故砭石者，亦从东方来。西方者，金玉之域，沙石之处，天地之所收引也……故毒药者，亦从西方来。北方者，天地所闭藏之域也……故灸焫者，亦从北方来。南方者，天地所长养，阳之所盛处也……故九针者，亦从南方来。中央者，其地平以湿，天地所以生万物也众。其民食杂而不劳，故其病多痿厥寒热。其治宜导引按跷，故导引按跷者，亦从中央出也。故圣人杂合以治，各得其所宜，故治所以异而病皆愈者，得病之情，知治之大体也。"

从上文可以清晰地看出，在《黄帝内经》时代治疗手段主要有毒药、砭石、九针、灸焫、导引按跷五种，同一种疾病，采用不同治疗手段，充分体现了中医学同病异治思想。后世医书《诸病源候论》《备急千金要方》《敬慎山房导引图》等继承了这一思想，对导引法防病治病的作用进行了系统阐述。

《汉书·艺文志》记载了《黄帝杂子步引》和《黄帝岐伯按摩》两部导引专著，可惜均已经亡佚。在《汉书·艺文志·方技略》中记载有"医经、经方、房中、神仙"，导引法被归于神仙之术，而在道家书籍中对导引丰富的记载也可以看出这一点。道家书籍中，对导引的论述多被蒙上神秘色彩，以得道成仙为目标，延年益寿只是其伴随作用。医学上更重视导引防病治病功能，这从马王堆汉墓出土的帛画《导引图》和张家山汉代竹简《引书》中可以找到清晰的印证。导引法受到道家学者的重视，虽被披上长生不老、神仙之术等神秘面纱，但它突出防病、治病功能，所以导引不但没有被遮蔽，反而更有一番风韵，也得到长足的发展。正如《神农本草经》一书中的上品药，其功能也多冠以"轻身不老、神仙"等作用，如此富有道家色彩的描述并没有影响医学界对其作用的客观认识和充分合理应用。

汉代张仲景在《金匮要略·脏腑经络先后病脉证》中指出："四肢才觉重滞，即导引、吐纳、针灸、膏摩，勿令九窍闭塞。"说明了导引对肢体沉重、气血瘀滞的调节作用。"四肢才觉重滞"是气血不通，筋脉失养的表现，就应该采用可以行气活血、疏经通络、柔筋缓急的治疗方法。如以肢体动作为主的导引、以呼吸调节为主的吐纳、或通过针灸刺激穴位，或用推拿按摩的方法等，使人体功能恢复正常。奠定脏腑辨证基础的《金匮要略》对导引的高度重视也说明在当时的历史时期，导引法和针灸按摩等方法都是临床常用的治疗手段。不过在《金匮要略》一书中重点讲述方药，而没有详细论述导引治疗的理论和方法。

结合该时期的中医学、导引学著作，在秦汉时期，导引法的理论和方法就已经初步形成，其方法多种多样，包括肢体运动、呼吸吐纳、精神调节等，更为可贵的是，这一时期的导引法和医学理论紧密结合在一起，很接地气，是导引法理论和方法的积淀时期。

第二节　三国至南北朝——导引理论形成

这一时期的历史特点是社会动荡不安，各学科的发展受到了一定的影响，不过该时期道学、佛学走向繁荣。道学和中医学水乳交融，道家追求长生久视的神仙之道，以祛病延年为要务，导引也得到了重视，并缓慢发展。佛教虽东渐于汉明帝，但到这一时期才逐步完成"中国化"进程，为民众所接受。佛学东渐，客观上对中、印两个文明古国的文化、学术交流起到推动作用，印度瑜伽也传入中国。

五禽戏是三国时期的代表性导引法，《三国志·华佗传》记载："吾有一术，名五禽之戏，一曰虎、二曰鹿、三曰熊、四曰猿、五曰鸟，亦以除疾，并利蹄足，以当导引。"南北朝时期范晔在《后汉书·华佗传》记载与此基本相同。五禽戏得到历代中医养生家的重视，《养性延命录》用文字描述了五禽戏的动作。华佗认为"人体欲得劳动，但不当使极尔。动摇则谷气得消，血脉流通，病不得生，譬犹户枢不朽是也。"华佗编创的五禽戏就是对这一理念的实践，其弟子吴普坚持练习，到晚年仍然"耳目聪明，齿牙完坚"，华佗的思想对后世影响深远。五禽戏的出现，代表着导引法从单一动作向套路的发展，也代表着仿生导引法的盛行。

两晋南北朝时期，在养生方面掀起了"服食"之风。人们误以为金石是恒久的象征。人若服食了金石，便会将金石恒久的因素摄入体内，进而获得长寿的效果，而实现这种"转移"的最简单的方法，莫过于直接服食金石类药物，于是有了最初的服食黄金，魏晋以降发展为风行服食"五石散"。至于服石所造成的严重危害，那是显而易见的。早在我国战国时代的医学经典《黄帝内经》里就有明确论断，所谓："石药发瘨，芳草发狂"，并记载了服用石药致病之事。汉代医家淳于意在他回答文帝的廷讯所留下的"诊籍"（我国古代最早的病案）中，也记述了服石所造成的恶果。但是，这个时期也是中医临床医学迅速发展的时期，此时出现的《黄庭经》《抱朴子》《养性延命录》等书，对导引研究有一定影响。

《黄庭经》是魏华存所传（约成书于公元 317 年）。该书秉承黄老道家思想，重视精气神之调养。为研究中医藏象和五脏藏神理论提供了很多思路，阐述了以存想为主体的导引方法。有一段关于著名书法家王羲之与《黄庭经》传说：山阴有一道士，欲得王羲之书法，因知其爱鹅成癖，所以特地准备了一笼又肥又大的白鹅，作为写经的报酬。王羲之见鹅欣然为道士写了半天的经文，高兴地"笼鹅而归"。在历史上还有不少书法家、文学家喜好《黄庭经》，或为文作序，或写字帖，传为千古佳话，故此经的持久影响，已远远超出道家范围。

东晋著名医药学家葛洪著有《抱朴子》，其中内篇二十篇，外篇五十篇。《抱朴子·内篇·杂应》篇载："或问耳聪之道，抱朴子曰：能龙导虎引、熊经龟咽、燕飞蛇屈鸟伸、俛天仰地，赤黄之景，去洞房，猿据兔惊，至一千二百，则聪不损。"《抱朴子·别旨》篇说:"夫导引不在于立名、象物,粉绘、表形、显图,但无名状也,或伸屈,或俯仰,或行卧,或倚立,或踯躅,或徐步,或吟,或息,皆导引也……凡人导引,骨节有声,如不行则声大,声小则筋缓气通也。夫导引疗未患之患,通不和之气,动之则百关气畅,闭之则三宫血凝,实养生之大律,祛病之玄术矣。"该书还载有一些养生法,如叩齿、漱咽、按耳等,这些论述都非常实用。

《养性延命录》为梁代名医陶弘景撰,共二卷。陶弘景博学多才,著作甚多,特别是他所编集的《养性延命录》,搜集"上自农黄以来,下及魏晋之际"。采撷前人养生要语,加以删弃繁芜,归纳提要而成。上卷叙教诫、食诫、杂诫、祈禳等项,下卷述服气疗病、导引按摩、房中术及养性延命的理论与方法。书中引用《大有经》《小有经》《服气经》《黄庭经》及嵇康注《老子养生篇》、河上公注《道德经》等古籍三十余种,对道教的养生理论和方法作了较系统的论述,特别强调"我命在我不在天",即通过人的主体能动性发挥,可以延年益寿乃至长生。系南北朝道教养生学的重要著作,收入《正统道藏》洞神部方法类。《云笈七签》卷三十二亦有节本。

《养性延命录》充分体现道家"我命在我不在天"的养生思想,积极发挥主观能动性,每个个体可自行修习导引,进行呼吸吐纳、肢体运动,以达到长寿延年的目的。《养性延命录》集先人养生之大成,在中医养生理论研究中有着不可替代的作用,对导引动作的记载,无论"六字诀"还是"五禽戏"虽在于养生保健,但对后世研究中医导引防治疾病也有着重要影响。书中还记载了以意运气攻病处的功法:"凡行气欲除百病,随所在作念之,头痛念头,足痛念足,和气往攻之,从时至时,便自消矣"。由此可见,《养性延命录》中导引养生法,对我们研究中医导引理论的源流及发展有着不可忽视的作用,对当前中医的治未病预防思想也起着重要的支撑作用。

总之,两晋南北朝时期的导引借着中医学理论、道学思想的发展而得到发展,与中医理论的结合更加紧密,注重人体内部积极因素,强调动静功结合,并提倡不必拘于形式,要重实效。注重精神层面的练习,重视人体整体调节,形成完整的套路,导引的理论和方法逐步形成。

第三节　隋唐五代时期——导引理论与方法相融合

隋唐时期生产力得到发展,文化氛围活跃,中外文化交流频繁。在这个过程中,博大精深的中华文明远播海外。受到文化背景的影响,医药学也得到充实和发展,从官方到医家都注重全面整理以前的医学成就,并结合医疗实践,总结新经验和吸收新成就,达到医学理论和实践在更高层次上的综合发展。导引的理论得到了发展并逐步走向成熟,也受到官方的重视,隋代在太医署内设有导引按摩专科，太医署有博士教授"导引之法以除疾，损伤折跌者正之。"

成书于隋大业年间的《诸病源候论》将证候和导引法紧密结合起来。该书是中医证候学专著，论述证候之后未记载方药，而是附以相应导引法来进行治疗。统观全书，凡导引法出现前都有"其汤熨针石，别有正方，补养宣导，今附于后"17个字。这里的汤熨针石指的是导引以外的治疗方法，包括药物、艾灸、九针、砭石，这四种治疗方法和手段，正好与《素问·异法方宜论》中治疗手段相一致。本书重点介绍补养宣导之法。考《隋书·经籍志》《新唐书·艺文志》，在同时代还有一部《四海类聚方》，该书共有2 600卷，相对于《诸病源候论》50卷而言，更是一部汇聚各地区、各医家成就的方书大全。该书在《新修本草》(唐)和《证类本草》(宋)等书中均有引用，不过已经亡佚。从历史背景看，两书均为隋炀帝下令编撰，成书于隋大业年间。《诸病源候论》主论证候，《四海类聚方》主论方药，两书应该是相互补充的关系。

《诸病源候论》对导引的应用，是在隋朝儒、释、道三教合一的文化背景下，医学界博采众家之长，将对身心健康有益，能起到防病治病作用的手段都纳入医学范畴。《诸病源候论》对导引法的发展起到承上启下作用。全书共有导引法287种，主要集中在前36卷。这些导引法，并不全是该书作者所编创，而是参考隋以前多部医学、道学书籍，将大量古导引法的精华完好地保存下来。书中引用的"赤松子、宁先生、彭祖、上清真人、王子乔"等人名都是隋以前著名的导引养生修炼家。这些人的专书多已经亡佚，部分内容收录于《道藏》之中，医学领域则可在《诸病源候论》中找到大量原文，为研究古导引法提供大量珍贵材料。同时该书介绍诸多导引方法，如六字诀、仿生导引法、动静功法，对后世功法创编的启示同样不可忽视。隋以后直至近、现代的许多优秀功法中，也有许多《诸病源候论》导引法的"影子"。这在流行广、影响大的八段锦、二十四节气养生法、导引养生功等功法中尤为鲜明。如八段锦中的"调理脾胃须单举"与《诸病源候论·风病诸候》中的"立身，上下正直，一手上拓，仰手如似推物势，一手向下如捺物，极势"；导引养生功中的"叩齿咽津""擦掌浴面"与《诸病源候论》的"叩齿二七过，辄咽气二七过""摩手掌令热，以摩面从上下二七止"都有异曲同工之妙。《诸病源候论》导引法还被隋代之后《备急千金要方》《普济方》《遵生八笺》等医学典籍收录。这说明《诸病源候论》在导引法的发展史上起到了承上启下的作用。如果没有《诸病源候论》对导引法的整理和归纳，诸多古导引法的内容就可能亡佚。

《诸病源候论》将导引法规范地引入治疗领域，在论述相应证候病因病机之后，根据病因、病机、症状确定可以缓解该疾病的导引法。如《风病诸候上》在论述"风四肢拘挛不得屈伸候"时谓："此由体虚腠理开，风邪在于筋故也……其经络虚，遇风邪则伤于筋，使四肢拘挛，不得屈伸……养生方导引法云：手前后递互拓，极势三七，手掌向下，头低面心，气向下至涌泉、仓门，却努一时取势，散气，放纵。身气平，头动，髀前后欹侧，柔髀二七。"风痹候附的导引法"左右拱两臂，不息九通"，可以"治臂足痛，劳倦，风痹不随"。偏风候导引法"一足踏地，一手向后长舒努之；一手捉涌泉急挽，足努手挽，一时极势，左右易，俱二七"。这种导引方法可以治"上下偏风，阴气不和"。可以说，《诸病源候论》确定了医学导引与辨证论治相结合的理论体系，奠定了辨证导引的基础。辨证论治是中医学的核心，在导引疗法中体现为辨证导引。将导引与证候相结合是中医导引法发展史上的一次创举。

唐代孙思邈所著的《备急千金要方》和《千金翼方》记载了大量导引法内容，将导引分为静功和动功。书中用大量篇幅介绍养生、导引按摩，包含了东汉以来养生、按摩、导引、吐纳等养生方法，是对唐代以前中医导引学发展很好的一个总结。《备急千金要方》认为"每日必须调气补泻，按摩导引为佳"，在调适情志的同时，"兼以导引，行气不已，亦可得长生"。

书中记载的天竺国按摩法就是一套自我锻炼保健的方法，"天竺"为古印度名，有关此法是否源于印度学术界尚有不同意见，有人认为，该导引术可以在道家的导引法中找到类似动作，推断冠以天竺，只是托名。不过学术界公认"药王"孙思邈是医学、佛学、道学的集大成者，从当时的历史时期和学术背景看，该法在一定程度上受到了印度传入中国的传统运动方法、康复手段的影响。这说明本土创造与外来疗法相结合为中医导引法的发展提供了新的动力，也说明唐朝开放程度较高，能够以包容的气度吸纳天竺健身术的合理和有益成分，从而使我国导引健身术不断丰富、完善、充实和创新。天竺国按摩法、婆罗门导引法的引进，表明中华医学文化广泛汲取外来文化。孙思邈使外来导引学成为中国传统医学的一个组成部分。在《备急千金要方》中把天竺国按摩、婆罗门导引进行记载，但同时用更多笔墨来介绍老子按摩法。这些方法适用于中老年人养生保健或多种慢性病患者的自我调摄，尤适用于软组织劳损和肢体关节病变的治疗，如颈椎病、肩周炎、腰肌劳损、风湿性关节炎、类风湿关节炎、坐骨神经痛、脊椎骨质增生、腰椎间盘突出症等。

这一时期另一部重要的论述导引法的书籍是胡愔所著《黄庭内景五脏六腑补泻图》。可见隋唐以来，在文化繁荣的背景下，不同的流派得到融合，中医导引法得到了长足的发展，自身体系得到构建。

第四节　宋金元时期——导引形成不同套路

宋前期社会比较稳定，社会生产力提高，经济发展，科学技术获得了很大的进步。活字印刷术开始使用，为书籍的广泛推广提供了可能，广泛整理和印刷大部头的中医学书籍成为这一时期的一个鲜明特点。中医学理论在宋金元时期得到了较快发展，医学导引也更突出实用的特点。宋徽宗时期官方组织编撰了《圣济总录》，该书收集了丰富的中医学理论和方法，其中关于导引法的论述有三卷之多，是以整理宋以前的各种锻炼方法为主。该书总论继承了《黄帝内经》治疗思想："汗下补泻，针灸汤醴，各有所宜，知其要者，一言而终，不知其要，流散无穷，善治病者，随其所宜，适事为故，然后施治，则病不足治，假令邪在皮肤，当汗而发之，其有邪者，渍形以为汗，中满内实者泻之，形精不足者补之，其高者因而越之，为可吐也，剽悍者按而收之，为按摩也，藏寒虚夺者，治以灸焫，脉病挛痹者，治以针刺，血实蓄结肿热者，治以砭石，气滞痿厥寒热者，治以导引，经络不通，病生于不仁者，治以醪醴，血气凝泣，病生于筋脉者，治以熨药，而况治有先后取标本不同者，法有逆从用多少为制者，药性轻重奇偶制度，必参其所用，土地风气高下不同，当随其所宜，诚能参合于此，为治疗之法，则万举万全矣。"明确指出，对于气滞痿厥寒热等症，中医导引法是首选的干预手段。导引和灸焫、针刺、砭石、醪醴、熨药等不能偏废，作为一名中医，应该"随其所宜，适事为故，然后施治"。同时，书中强调"东方之民治宜砭石，西方之民治宜毒药，北方之民治宜灸焫，南方之民治宜微针，中央之民治宜导引按跷，然则从气所宜而治之，固可知也……唯圣人能杂合以治，各得其所宜。"

在导引治疗作用方面，《圣济总录》认为，导引能调节气机升降出入和疏通气血运行，并且可以调和阴阳，防止外邪入侵，论述如下："一气盈虚，与时消息。万物壮老，由气盛衰，人之有是形体也。因气而荣，因气而病，喜怒乱气，情性交争，则壅遏而为患，炼阳消阴，以正遣邪，则气行而患平。矧夫中央之地，阴阳所交，风雨所会，其地平以湿，其民食杂而不劳，其病多痿厥寒热，故导引按跷之术，本从中央来，盖斡旋气机，周流营卫，宣摇百关，疏通凝滞，然后气运而神和。内外调畅，升降无碍，耳目聪明，身体轻强，老者复壮，壮者益治。圣人谓呼吸精气，独立守神，然后能寿敝天地，调和阴阳，积精全神，然后能益其寿命，盖大而天地。小而人物，升降出入，无器不有，善摄生者，惟能审万物出入之道，适阴阳升降之理，安养神气，完固形体，使贼邪不得入，寒暑不能袭，此导引之大要也。"

《圣济总录》对"六字诀"的做法做了说明，指出"六字泻而不补，但觉壅即行，本脏疾已即止"。书中有关呼吸吐纳、防病祛病的论述，可与侧重于道家延年长寿之法的《云笈七签》一书相互参考，两书虽然侧重点不同，但其原理、方法是互通的。

金元四大家刘完素、张从正、李杲、朱震亨虽然学术观点各有千秋，但都将导引作为一种临床常用的医疗手段。如张从正，以善用汗吐下三法著称，其汗法历史悠久，经其发展而自成一家，在《儒门事亲》一书中，就记载除了药物，还用灸、蒸、洗、熨、导引取汗，丰富了汗法的内容，也赋予导引法新的内涵。刘完素潜心研究《黄帝内经》及当时盛行的五运六气学说，并结合临床实际，阐明生理、病理及治疗规律，推荐用"六字诀"治病，并记录有医案。可见刘完素对火热和六字诀都把握得很准确，六字诀的确是以泻为主，以平为期的方法。在《素问玄机原病式》中记载："早令导引按摩，自不能者，令人以屈伸按摩，使筋脉稍舒缓而气通行"。李杲擅长脾胃治疗，著有《脾胃论》，在论及"木旺乘土"之症时说："当病之时，宜安心静坐，以养其气。"朱震亨在《丹溪心法》中写道："气滞痿厥寒热者，治以导引。"

张锐著《鸡峰普济方》记载："意者气之使，意有所到则气到，每体不安处，则微闭气，以意引气到疾所而攻之，必瘥。"对导引行气的论述非常精辟，书中推荐了很实用的导引行气法。

宋代名医蒲虔贯在《保生要录》中推荐一套行之有效、简单易学的导引法，他认为当时的导引法复杂难学，为了解决这一问题，而自创了一套"小劳术"，对导引法的普及推广起到一定作用。元代邹铉续编《寿亲养老新书》向老年人推荐"六字诀"，并对方法作了介绍。

导引法也得到了士大夫和文学家们的青睐。苏轼在其著作《教战守》中，用人体来比喻天下的格局，指出畏之太甚则脆弱，养之太娇则惰的观点。在《苏沈良方》一书中，记载有苏轼编创的一套以澄心内视、关注丹田、调息漱津的调养法。该功法分为叩齿、握固、闭息、摩面等7节。苏轼评价说："此法甚效，初不甚觉，但积累百余日，功用不可量，比之服药，其效百倍。"其弟苏辙曾患肺病，修炼该功法后，颇有疗效。欧阳修对中医导引也有所涉猎。导引法继承和发扬了古代"动以养生"的思想，还经过改编，形成了导引的套路。如"八段锦"及"二十四节气导引养生法"就形成于这个阶段。八段锦将导引动作与脏腑紧密结合起来，流传非常广泛。二十四节气导引养生法将导引和顺时养生的理论紧密结合起来，由唐末宋初陈抟老祖所编创，将中国特有的二十四节气历法应用到导引领域，对研究导引疗法和中医时间医学具有较高的价值。八段锦和二十四节气导引养生法都是本书介绍的重点。

宋代继承了《黄帝内经》以来将导引作为医学手段之一的思想，并加以重视。但对比隋代《诸病源候论》中将导引作为纯粹医治手段之一，《圣济总录》更多从神仙修炼方面去介绍导引服气等法，这与宋徽宗崇尚道教，相信神仙不老思想有关，体现了其鲜明的时代特征。但该书依然强调导引的却病之功，并从精气神的角度加以阐释，认为其有强化辅助药物疗效的作用，这是值得医家关注的。

第五节　明清时期——导引得到推广普及

明清时期导引法呈现出多元融合的特点，导引、药物、食饵相互融合，形成中医学养生体系。明初由官方组织编写的《普济方》收录了数百种导引治病的方法，其方法以《诸病源候论》导引法为主，同时包括了《养性延命录》《备急千金要方》等。

《普济方》共426卷，载方达61 739首，是明以前最大的方剂书籍。由明太祖第五子周定王朱橚（1361—1425）主持编写，教授滕硕、长史刘醇等人执笔汇编而成，刊于1406年，初刻本已散佚。几百年来除少数藏书家藏有一些残卷，如永乐刻本存19卷，明抄本存35卷等外，唯《四库全书》收有全文。《普济方》中有大量的中医导引内容，其卷266记载了养性法、服气法、按摩法和导引法。论述也颇为在理："人之五脏六腑百骸九窍，皆一气之所通，气流则形和，气逆则形病。导引之法，所以行血气利关节，辟除外邪，使不能入也。传曰：户枢不蠹，流水不腐。人之形体，其亦犹是。故修真之士，以导引为先。"收录了叩齿、栉发、摩腹、捏眦、赤松子服气法等方法，通过导引疏通气血，祛除疾病，为"修真"之士所推崇。并在部分疾病下附有导引法，内容涵盖各科疾病。如在大肠腑门中，引养生方云："偃卧直。两手捻左右胁。除大便难、腹痛、腹中寒。口纳气，鼻出气，温气咽之数十。病愈。"积聚门记载导引法治厥逆上气："气攻两胁，心下痛满，上以两手拇指压无名指本节。作拳，按捭跌坐，扣齿三十六，屏气二十一息，咽气三口，再屏息再咽，如是三则，以气通为效，遇子午卯酉时则行。然按摩导引之法甚多，随意行之，皆不必拘此法。"这些方法大都出自《诸病源候论》。《普济方》是官方组织编撰的方书，能将导引作为医学手段与方药并列，说明在明朝，中医导引是被普遍应用和尊重的，也是导引在明朝的繁荣和发展的一个佐证。

《遵生八笺》由明代高濂撰，共20卷，刊于公元1591年。据说高濂幼时患眼疾等疾病，因多方搜寻奇药秘方，终得以康复，遂博览群书，记录在案，汇成此书。全书分为《清修妙论笺》《四时调摄笺》《却病延年笺》《起居安乐笺》《饮馔服食笺》《灵秘丹药笺》《燕闲清赏笺》《尘外遐举笺》等8笺。本书是一部内容丰富且实用的养生专著，是我国中医养生学的主要文献之一，很有参考价值。现有清嘉庆十五年（1810年）弦雪居重订本等。该书记载的六气治肝法、《灵剑子》导引法、脏腑导引法等都堪称经典，直至目前，仍是应用较多，流传较广的导引法。

《万寿仙书》是这一时期另一典籍，明代罗洪先著，清代曹无极增辑。该书卷一主要收辑历代名人的养生理论及功法要点；卷二主要收辑著名的导引功法，如六字诀、八段锦坐功等；卷三为诸仙导引图，按病证开列导引处方，并附有方药；卷四为延年总论，辑前人的养生观点而成，似是曹氏所增。

在这一时期，中医导引法的国际传播也步入轨道，约瑟夫·玛丽·阿米奥（Jean Joseph Marie Amiot）是多年生活在中国并在北京终其一生的传教士，在中医向欧洲传播的历史上值得一提。他曾经在国王路易十五的宫殿里宣讲导引法，让皇家一睹中医传统导引运动的风采。英国德贞（John Dudgeon）曾于1895年将此书译成英文，在国外广为流传。

清代有关养生导引的书籍也非常丰富，注重功法的汇编总结和推广，出现了大量通过绘图来表示导引操作方法的书籍。如《敬慎山房导引图》是清代关于日常实用保健导引功法图集，共有二十四幅彩图，图旁有文字，以问答的形式说明动作和功用。这二十四幅图表示二十四种导引功法，其中有治病作用的导引法十六种，其他八种以强身健体作用为主。在陈士铎所著的《石室秘录》和汪启贤与汪启圣（生卒年代均不详）所辑的《动功按摩秘诀》等书中也收录了大量导引法的文献。明清时期，导引法得到充分普及，规模较大，慈禧太后也通过练习八段锦锻炼身体。医家的研究更加关注导引操作方法、功理功用和应用范围，对导引法的广泛传播提供了可能。

清代出版的导引相关书籍有《寿世传真》《易筋经》《内功图说》《卫生要术》等书籍。在《寿世传真·修养宜行外功》中，叙述了心功、身功、首功、面功、耳功、目功、口功、舌功、齿功、鼻功、手功、足功、肩功、背功、腹功、腰功、肾功等导引之法。又记录了十二段锦诀与图、八段杂锦歌、擦面美颜诀、六字治脏诀等内容。作者徐文弼认为："延年却病，以按摩导引为先"。

明清时期，导引取得了长足发展，主要体现在注重导引习练的套路，动作更加系统化，对历代导引法的记载进行了重新整理。动功与静功在医疗保健上发挥了很大作用，坐式导引法日臻完善，经过多位学者提炼更新，我国导引养生学更加系统、科学。这一时期，中医导引法以其独特的风格流传于国内外，深受国际友人喜爱。

第六节　民国时期——导引法缓慢发展

近代西方科学文化传入后，大多数传统学科被外来科学所取代。只有中医药学，虽然遭受前所未有的冲击、打压，甚至险遭取缔，但总体上仍然保持着传统的学术风貌，可谓一枝独秀。

中西医汇通派张锡纯发表《论医士当用静坐之功以悟哲学》，指出静坐之法对中医的重要性："今时学校中学生多有用静坐之功者，诚以静坐之功原为哲学之起点，不但可以卫生，实能沦我性灵，益我神智也。医者生命所托，必其人具有非常聪明，而后能洞人身之精微，察天地之气化，辨药物之繁赜，临证疏方适合病机，救人生命。若是则研究医学者顾可不留心哲学，籍以沦我性灵、益我神智乎哉。思生平访道，幸遇良师益友指示法门，而生平得力之处，不敢自秘，特将哲学静坐之真功夫详细言之，以供诸医界同人"。

在这一时期，与中医导引养生法有关的著作有蒋维侨的《因是子静坐法》、席裕康的《内外功图说辑要》、任廷芳的《延寿新书》、胡宣明的《摄生论》、沈宗元的《中国养生说集览》等。

总之，在这一时期，由于历史原因，中医导引养生学的发展相对缓慢。

第七节　新中国成立之后——中医导引法逐渐得到重视

新中国成立之后，在卫生工作方针的指导下，疾病防治、科学研究、医学教育都走向正轨。中医导引作为一种重要的养生康复、防病治病手段，作为中医学的重要组成部分得到长足发展。五禽戏、八段锦、六字诀等都进入了中医院校的课程，部分学者开始采用现代科学方法开展中医导引法多学科研究，如观察导引对神经功能、脑电、心率、呼吸等的影响，观察某一导引法在慢性疾病中的应用，观察导引法对生理生化指标的影响。

伴随气功一词的广泛流行，加之气功和导引在方法上的诸多相同或相似之处，导引一词的应用逐渐减少。八段锦、五禽戏、二十四节气导引法等既是导引法的代表，也是优秀的健身气功功法。从历史上看，导引一词在中医学古代文献如《养性延命录》《备急千金要方》《遵生八笺》等书中应用广泛。气功一词在《云笈七笺》中出现了三次，但是并未得到历代医家的重视和使用。在20世纪50年代，北戴河气功疗养院成立之后，"气功"一词才逐渐得以广泛流传。导引和气功其内涵有很多相同之处，都重视三调合一，强调肢体运动、呼吸吐纳和心理调节相结合，都可以起到强身健体、防病治病的作用。二者的不同之处在于：气功理论中存在外气理论，而导引法中有诸多行气的方法只限于对自身的调节不存在外气说。因为人们对气功外气理论的片面理解，夸大其作用在短时间内带来气功的流行，但伴随着真相的揭开，又导致气功从理论研究到实践应用的大衰退。

这一时期的重要著作有周潜川编撰的《气功药饵疗法与救治偏差手术》《峨眉十二庄释密》，马济人编著的《实用中国气功学》，刘天君主编的《中医气功学》，陈可冀所著的《中国传统康复医学》等。

在《气功药饵疗法与救治偏差手术》书中，系统地阐述了气功与药饵合一的辨证理论，介绍了峨眉十二庄、武当太极九圈十三式、易筋经、虎步功、五禽图等几种流传较为广泛的导引法，为导引的个体化应用奠定了基础。

《中国传统康复医学》一书以现代医学病名为纲，侧重对慢性病、某些疾病的恢复期、身体残疾、功能障碍、精神障碍和老年病康复等进行阐述。其中也包含中医导引法的应用，该书不仅反映出我国传统康复医学的水平，而且对应用现代科学包括现代医学知识和方法研究康复医学的临床和实验进展，也有所吸收，实用性强，很有特色。陈可冀院士认为，医家养生以保养正气为本。正气，包括人体抗病、调节和代偿诸功能。从脏腑功能来看，又重在脾肾，可通过节欲、导引运动、针灸、按摩、食疗和药物等措施来多方面进行调理。

"二十四节气中医导引养生法"等导引术入选国家级非物质文化遗产保护项目名录，项目保护单位和传承人将二十四节气文化和中医传统导引紧密融合，通过中医非遗项目助力导引发展，为百姓健康服务。

近三十年，随着中国文化向世界的传播，中医导引法也大踏步地走出国门，受到诸多国家的欢迎。本书编者就曾多次赴法国、瑞士、德国、西班牙、葡萄牙、英国、美国、加拿大、埃塞俄比亚等地讲授中医导引养生法。

国务院办公厅 2015 年 5 月印＋发《中医药健康服务发展规划（2015—2020年)》(以下简称《规划》)。《规划》提出大力发展中医养生保健服务，推广太极拳、健身气功、导引等中医传统运动，开展药膳食疗。国家中医药管理局、各地中医药管理机构、科研院所都制定了落实《规划》的具体措施。

第八节 小 结

中医导引法作为中医养生的重要组成部分，起源于秦朝以前，在西汉时期得到初步发展，隋唐五代时期初具规模，宋金元时代在融合中发展，明清时期得到普及，近现代逐渐走向正规发展道路。在导引法发展过程中，形成医家、儒家、道家、佛家等多个流派。在医学方面，导引法不但丰富了中医治未病的手段，也为中医临床提供了重要的治疗方法，从而丰富了中医学防病治病、保健康复的理论和方法体系。从目前导引法的应用看，导引法外练筋骨皮，内养精气神，可以起到通畅气血、舒筋活络、调节脏腑阴阳的作用，在养生保健、防治亚健康领域应用广泛，其临床治疗作用也得到部分学者的认可。八段锦、太极拳等优秀导引法套路在疼痛、心血管疾病等慢性病防治、养生康复领域应用广泛。

第三章
《诸病源候论》导引法概述

第一节　导引法渊源与流传

　　《诸病源候论》记载导引法，都冠以"《养生方导引法》云"，部分学者认为，《养生方导引法》是隋代以前一部专门论述养生导引的书籍。经过考证，隋唐及以前的中医著作中皆未提到该书，根据《诸病源候论》的成书背景看，作为官修医书，在证候方面博采众书，在导引法方面也是参考了多部相关书籍提炼而成的。所以书中提到的"养生方导引法"并不是指某一本书，而是隋以前中医书籍中导引养生方面论述的集锦。原文中提到的上清真人、《养生方》《真诰》《养生经要集》可以在不同书籍中找到来源，也充分印证了这点。导引法非单一个来源，而是多个来源正体现了《诸病源候论》对隋以前导引法的全面继承，并非是对某一流派的推崇。这和当时的文化背景是密不可分的，隋代是儒释道文化交融时代，《诸病源候论》作为官修医书，摒弃了学派上的偏见，注重从人本身、医学本身角度出发，汲取不同领域的有益成分，充实和丰富医学手段。如书中有关导引动作、行气的内容多来自于道家经典，也常用到"跏趺、偏跏、眼耳诸根"等佛学词汇。

　　为了考证书中导引法的来源与流传情况，采用了文献比对的方法。书中所记载的导引法与梁代陶弘景编撰的《养性延命录》《真诰》，东晋葛洪著的《抱朴子》，约成书于隋唐年间的《黄庭遁甲缘身经》，成书年代不详的《太清导引养生经》都有一定渊源关系。287条导引法中与《养性延命录》重复条目约有20余条，如六字诀、虚劳病导引法等，与《太清导引养生经》重复条目约60余条，包括"宁先生导引法""彭祖谷仙卧引法""王子乔八神导引法"等。

　　《诸病源候论》导引法记载了大量的仿生导引，如"龙行气、雁行气、虾蟆行气、蛇行气"等，充分反映当时仿生导引法的成就。东汉华佗编创的五禽戏就是模仿"虎、鹿、熊、猿、鸟"五种动物的形态性格特征进行锻炼的方法；汉代的《马王堆导引图》中涉及动物的有"鸟、鹞、鹤、蝉、猿、猴、龙、熊"8式；约形成于公元前2世纪的引书，也有"度狼、复鹿、虎引、虎顾"等仿生动作。

由于部分著作成书年代不详，无法确认与《诸病源候论》的引用关系。通过目前文献看，隋唐时期因为经济的发展和社会的稳定，以及文化交流等因素，医书和道家书籍都存在多源引用的特点，即一本书中汇集了多部相关著作的精华部分。如孙思邈《备急千金要方》《新修本草》等。《诸病源候论》导引法散见于隋唐前后多部书籍，也足以证明导引法的应用价值。

第二节 导引法分类

如果按照《诸病源候论》的思路，将导引法引入治疗领域，面临的首要问题是导引的适应证和应用范围，任何一种治疗手段都不是普遍使用的。通过对《诸病源候论》一书中导引在不同疾病、证候出现的频次进行研究，可以从某种角度回答导引的适应证问题。

从表 3-1 可知，在 71 类疾病中，有 46 类疾病中出现了导引法，主要集中在内科、骨伤科和五官科。如风病诸候共 60 候，其中 16 候下附以导引法，虚劳病 75 候，其中 10 候下附以导引法。五脏六腑病 12 候，7 候附以导引法。较少附或没有附导引法的疾病为妇产科、小儿科、外科疾病。按照证候数来看，1 739 种证候中有 106 候附以导引法，导引法条目共 287 条，其中有重复条目 83 条，高度相似的动作 23 条，仅左右差异的条目 10 条，在本文研究中将重复条文、高度相似的动作和仅左右差异的动作进行合并，除去重复条目，合计有 171 条导引法。

从以上分析可以看出，导引法在以风邪为主要病邪的疾病、虚劳性疾病、关节疼痛疾病、脏腑病和耳鼻喉齿等五官科疾病中应用广泛。

表 3-1 病候与导引法出现频次表

序号	病候	总病候数	记载导引法病候数（不含养生方）	导引法条文数
1	风病诸候	60	16	64
2	虚劳病诸候	75	10	40
3	腰背病诸候	9	3	11
4	消渴病诸候	8	1	2
5	解散病诸候	26	0	0
6	伤寒病诸候	78	1	2
7	时气病诸候	43	0	0
8	热病诸候	28	0	0
9	温病诸候	34	0	0
10	疫疠病诸候	3	1	2

序号	病候	总病候数	记载导引法病候数（不含养生方）	导引法条文数
11	疟病诸候	14	0	0
12	黄病诸候	28	0	0
13	冷热病诸候	8	3	13
14	气病诸候	25	4	7
15	脚气病诸候	8	1	6
16	咳嗽病诸候	15	1	3
17	淋病诸候	8	3	5
18	小便病诸候	8	2	3
19	大便病诸候	5	3	3
20	五脏六腑病诸候	12	7	11
21	心病诸候	5	0	0
22	腹痛病诸候	4	2	11
23	心腹痛病诸候	8	2	2
24	痢病诸候	40	1	1
25	湿𧏾病诸候	3	0	0
26	九虫病诸候	5	1	1
27	积聚病诸候	6	1	7
28	癥瘕病诸候	18	1	1
29	疝病诸候	11	2	2
30	痰饮病诸候	16	2	3
31	癖病诸候	11	1	1
32	否噎病诸候	8	1	1
33	脾胃病诸候	5	1	1
34	呕哕病诸候	6	1	3
35	宿食不消病诸候	4	2	9
36	水肿病诸候	22	1	1
37	霍乱病诸候	24	2	12
38	中恶病诸候	14	1	1
39	尸病诸候	12	0	0
40	注病诸候	34	2	2
41	蛊毒病诸候	35	2	5
42	血病诸候	9	1	1

续表

序号	病候	总病候数	记载导引法病候数（不含养生方）	导引法条文数
43	毛发病诸候	13	2	9
44	面体病诸候	5	0	0
45	目病诸候	38	3	11
46	鼻病诸候	11	3	4
47	耳病诸候	9	1	2
48	牙齿病诸候	21	2	3
49	唇口病诸候	17	1	1
50	咽喉心胸病诸候	12	2	3
51	四肢病诸候	14	0	0
52	瘿瘤等病诸候	12	0	0
53	丹毒病诸候	13	0	0
54	肿病诸候	17	0	0
55	疔疮病诸候	13	0	0
56	痈疽病诸候	45	1	2
57	瘘病诸候	35	2	2
58	痔病诸候	6	1	4
59	疮病诸候	65	2	2
60	伤疮病诸候	4	0	0
61	兽毒病诸候	4	0	0
62	蛇毒病诸候	5	0	0
63	杂毒病诸候	14	0	0
64	金疮病诸候	23	0	0
65	腕伤病诸候	9	1	5
66	妇人杂病诸候	141	2	2
67	妇人妊娠病诸候	61	0	0
68	妇人将产病诸候	3	0	0
69	妇人难产病诸候	7	0	0
70	妇人产后病诸候	71	0	0
71	小儿杂病诸候	256	0	0
合计		1 739	106	287

第三节　导引法命名与功用

《诸病源候论》导引法至今没有得到广泛流传，缺乏命名是原因之一。本书在对动作进行步骤说明的基础上，参考中医穴位和中药的命名方法为每一个导引法进行命名。穴位多通过部位、作用、特点和天文地理知识进行命名，如百会、足三里、上星、三阴交等。中药多通过季节特点、颜色、气味、作用等命名，如半夏、茯神、白术、木香等。借鉴《马王堆导引图》《引书》等早期文献的记载，以简练、明确为命名原则，开展了对《诸病源候论》导引法的命名。部分表示动作特点，如"倚壁、捉颏、反望"。部分表示导引法的作用，如"带便、解郁、乌发"。部分采用仿生的方法"龟行气、蛇行气、雁行气、龙行气"等。部分采用发音，如六字诀中的"嘘、呵、呼、呬、吹、嘻"字诀。

对功用的提炼，首先研究了中药功用表述方法的演变。根据证候特点、导引法原文的描述，参考《神农本草经》、现行《中药学》对导引法的功用进行提炼。如风冷候导引法多具有"祛风散寒"的作用，虚劳候导引法则具有"补益虚劳"的作用，积聚候导引法则多具有"理气消积"的作用，目病候导引法多可以"明目"，腰痛候导引法可以"强腰止痛"等。

第四节　导引法基本动作

《诸病源候论》中记载了丰富的导引法，这些导引法产生于隋唐之前，其动作以单个动作为主，而不像五禽戏、八段锦等是完整的套路，其作用也相对明确，载于某证候之下的导引法就对这一证候有治疗作用。中医传统导引法虽然是单个动作，也有其相应的基本姿势，由起势（预备式）、主要动作和收势等几部分组成，在呼吸、意念等方面也需要进行配合。本文就《诸病源候论》导引法的基本姿势、要领及其作用做简要阐述，为深入研究证候和导引法的联系、动作路线、呼吸配合等打下基础。

描述基本姿势和动作路线的原则和方法如下：①《诸病源候论》文字学研究成果：通过文字学研究，已经阐明导引法中词汇的内涵，如拓指的是推，偃卧是指仰卧，引有开弓的意思，引申为延长、拉伸。②导引的基本规律：葛洪《抱朴子》记载："知屈伸之法，谓之导引。"屈伸是肢体两种对比明显的状态，在描述动作路线时，也注重对屈伸的应用。此外，导引强调"三调合一"，为了和呼吸紧密配合，动作速度以缓慢为宜，幅度以接近极限为度，书中用"极势"来表示动作幅度。③现在流传的导引法：目前流传广泛的马王堆导引术、五禽戏、八段锦、六字诀、二十四节气导引法与该书导引法有一定渊源关系，可以参考现行导引法的动作对书中导引法进行动作路线描述。④参考和借鉴体育学的方法：体育学在描述动作时常用外旋、内旋、平举、以某部位为轴等词汇。本书在描述动作过程中也参考和使用了部分体育学用语。

一、《诸病源候论》中表示基本姿势的词汇

书中明确提出的导引基本姿势有坐式、跪式、蹲式、站式、卧式，其中坐式有以下词汇：坐、正坐、跏、趺、端坐、蹲坐、踞坐。表示跪式的有一足跪、胡跪、互跪、平跪等。表示蹲式的有蹲、蹲踞。表示卧式的有伏、仰卧、正卧、偃卧、侧卧、正偃卧、覆卧、伏卧。表示站式的有立。可以看出，动作的姿势多种多样，涉及人体的各种姿势，这也说明了古人把锻炼生活化，强调随时随地都可以练习导引法。

二、坐式的基本姿势和要领

1. **盘坐式** 《诸病源候论》中表示盘坐的词语有"偏跏、跏趺"，词语源自佛家词汇，其方法分为：①自然盘坐式（图 3-1）：正身端坐，两小腿交叉，左腿在外，右腿在内，两脚位于两大腿下，脚心斜向外后方。左右腿可以互换练习。年老和身体虚弱的习练者可以采用这个坐式。②散盘坐式（图 3-2）：正身端坐，以右脚脚后跟轻轻抵在"会阴穴"处，左脚脚后跟则轻轻抵在右脚脚背的"冲阳穴"处，两腿放松，腿脚的外侧平铺在坐垫上，左右腿内外可以互换练习。没有盘坐基础的习练者可以采用散盘坐式，以免过于疲劳。③单盘坐式（图 3-3）：正身端坐，以右脚脚后跟轻轻抵在"会阴穴"处，左脚置于右腿上靠近大腿根部，脚心

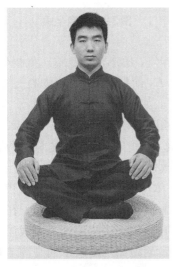

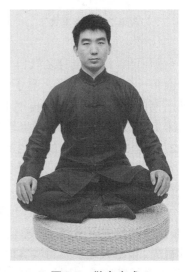

图 3-1　自然盘坐式　　　　　　　图 3-2　散盘坐式

朝上，两腿放平，左右腿可以互换练习。本坐式难易程度适中，能达到动作要求并且在练习过程中不感到疲劳的人都可以使用。单盘坐式也是双盘坐式的基础。④双盘坐式（图3-4）：正身端坐，左脚置于右腿上靠近大腿根部，脚心朝上。再将右脚置于左腿上靠近大腿根部，脚心朝上，两腿放平。左右腿可以互换练习。双盘坐时，两膝与尾闾三点之间正好形成一个等边三角形，也就是用这个三角形支持全身，所以盘坐姿势安稳。肢体柔韧性好的习练者可以采用这个坐式，但须循序渐进。需要注意的是，盘腿坐时，腿部气血运行减慢，容易被风寒等外邪乘机侵入。因此在寒冷的天气里，需用毛毯围覆双腿，即使天气炎热也要用薄布巾覆盖双腿。

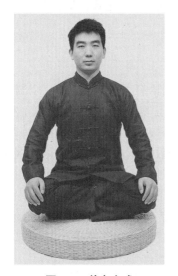
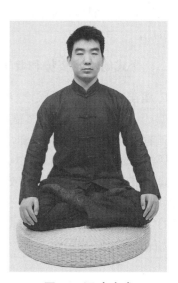

图3-3　单盘坐式　　　　　　　　　　图3-4　双盘坐式

　　盘腿而坐，这时全身之气自然聚敛，可以养气、充分导引上肢。盘腿坐前，要先准备一个特制的坐凳。凳子大约二三尺见方，前脚高三寸，后脚高五寸，成前低后高的徐缓斜坡，上面再铺上一个薄垫子。如没有这种特制的凳子，改在硬板床上练习也可以，但不能坐软的沙发或钢丝床。

　　2. 跪坐式　表示跪的词语有"胡跪、互跪、平跪"。其中平跪是指两腿弯曲呈跪姿，两膝靠拢，两足大趾交叉，两脚跟微外翻，脚背着地，脚心向上，臀部坐在两脚跟及其内侧（图3-5），身体正直，上体与地面成90°角。此法较易掌握，不习惯盘坐的人可以采用，但膝关节疾病患者最好不用这个姿势。在殷商晚期，主要的坐式就是跪坐，这本是商朝贵族的起居法，后来逐渐沿袭成了一种供奉祖先、祭祀天地及招待宾客时的贵重礼节。胡跪和互跪表示的是同一种跪姿，指的是单腿下跪，比较常用的是右膝关节着地（图3-6）。

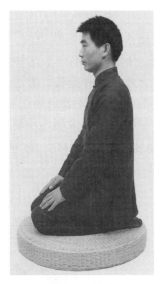

图 3-5 平跪

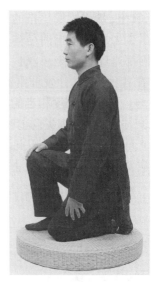

图 3-6 胡跪(互跪)

3. 蹲、踞 蹲的方式方法和现代相同,双膝关节弯曲,臀部接近两足踝后侧(图 3-7)。踞指的是在蹲的基础上,臀部坐于地面(图 3-8)。蹲的姿势可以拉伸腰部,这种姿势目前流行的导引法应用较少,踞的姿势可以放松腰部、两腿,目前用于一些坐势导引法,如十二段锦。

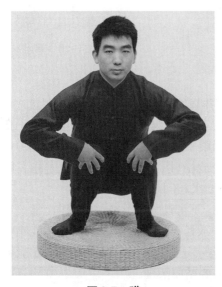

图 3-7 蹲

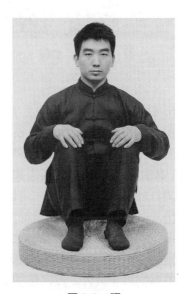

图 3-8 踞

4. **箕坐、端坐** 箕坐指的是两腿放平,上身正直,平坐于席,人体外形好像簸箕(图3-9)。端坐指的是端正地坐在凳子上(图3-10),在汉代以前,没有凳子,人们都是席地而坐。汉代以后,出现了凳子,开始垂脚高坐。这种姿势也是目前在各种椅子、沙发非常流行的现代社会最常用的一种坐姿。方法是找一个高度与自己小腿长度相当的椅子,端坐于椅凳的前半部,不要倚靠在靠背上。两脚分开与肩等宽,脚尖向前平正地踏实地上,上身与大腿、大腿与小腿之间都约成90°角。办公室一族用此法可忙里抽闲锻炼身体,此法相对平稳,高血压、心脑血管病患者可以采用此法。

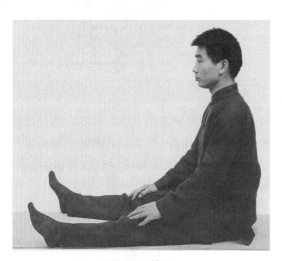

图3-9 箕坐

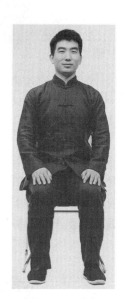

图3-10 端坐

5. **站立姿势** 站立姿势主要分为两脚并拢站立、平肩站立。并拢站立时两脚并拢,两脚平行,两膝微屈,松静站立;头正顶悬、竖脊正身,两臂自然垂于身体两侧;唇齿合拢,舌尖放平,轻贴上腭,两眼平视正前方,不可四处张望、神意散乱;鼻吸鼻呼,自然呼吸,思想安静,全身放松(图3-11)。平肩站立是指左脚向左侧打开,两脚之间距离与肩同宽,其余要求相同(图3-12)。

练习时两膝微屈,保持自然放松的状态,不可过分紧绷或过度弯曲,膝关节要保持"滑利"的状态。始终体会"在伸展中放松"的意境,全身的重量才能够顺利地通过膝关节而传导到两脚及大地,才有利于全身气血的循环运行,才能够长时间站立而不疲劳。此法运动量较大,需要循序渐进。

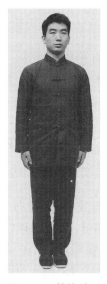

图 3-11 并拢站立

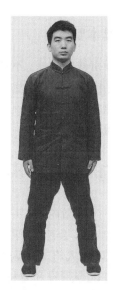

图 3-12 平肩站立

6. 卧式 《诸病源候论》中表示卧式的词汇有"伏、仰卧、正卧、偃卧、侧卧、正偃卧、覆卧、伏卧",主要分为仰卧、侧卧和俯卧三种。仰卧指的是面朝上平躺,两腿伸直,两臂自然置于身体两侧(图 3-13)。俯卧是身体前面着席,面向下或向两侧(图 3-14)。侧卧位可以左侧卧也可以右侧卧,根据需要两腿可以自然弯曲,在下的手臂肘关节弯曲,左右均可互换练习(图 3-15)。气血相对不足,年老神衰的人可以多用此法养神气。

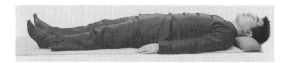

图 3-13 仰卧

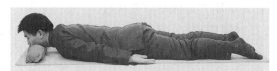

图 3-14 俯卧

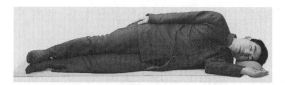

图 3-15 侧卧

三、基本要领

按照导引法的要求，不管是采用哪一种姿势，都有相应的要领。在《诸病源候论》中使用"正、伸腰、引、端坐"等词汇表示了动作的基本要领，参照传统体育的相关要求，将姿势要领总结如下：

1. 头正顶悬

方法：将下颌微微内收压向喉结，使头正、颈直，百会穴微微上顶。

要领：下颌内收要自然，头要中正，不可低头、仰头。

说明：

①将下颌稍微内收，头正颈直之后，两耳根会有自发的、微微向上用力提的感觉，与此同时，会感觉到头顶有微微上顶、虚悬的感觉，其中尤以"百会穴"最为明显，所以古人将其称为"提耳根劲""虚灵顶劲""虚领顶劲""百会上顶"等。头正顶悬可以令颈椎和脊柱自然伸直，而不至于过分紧张。既可促进任脉和督脉的气脉交会运行，又可使头正、轻虚而无偏斜之弊。

②百会穴为督脉经穴，位于头顶中央，头顶正中线与两耳尖连线的交点处。此穴位于人身最高之巅顶，为"三阳五会"，是厥阴之气上会三阳之处，也是阳维脉、阴维脉之大会之处也，因诸多经气聚会于此，故曰"百会"。百会穴于内景功夫及导引中皆极重要，乃非同小可之穴也。

2. 竖脊正身

方法：在上一项"头正顶悬""提耳根劲"之后，将整个脊柱微微向上提起，使脊柱竖直、身体中正。

要领：脊柱竖直，身体不可驼背弯腰、前俯后仰、左右倾斜；伸直的同时还要保持放松，不可过分紧张。这样才能使气血通畅、久坐不疲。

说明：

①脊柱竖直的标准：假设从发际上四指顶门之处垂一直线，此直线正好通过喉咙、心、丹田，而与会阴穴形成一垂直直线。

②整个脊柱要在伸展中放松，脊柱的每块脊椎骨都要自然地重叠笔直，松紧合度，有如宝塔之状，故诀曰"腰松脊竖若塔桩"。

3. 两肩齐平

方法：将两肩微微向上提起二三分高，左右两肩同高、齐平。

要领：两肩有微微上提之意，但是不能提起太高，两肩不可以左右低昂、高低不平。

说明：

①或许有人会问：一般都说"沉肩"，而何以此处说"提肩"呢？沉肩坠肘，乃是"行功动作"之时的基本要求，但是在静坐、站桩及静立之时则不能如此，

否则气血反而容易阻塞于肩部。静时提肩，动时沉肩，不可颠倒，否则将差之毫厘，谬之千里！

②两肩齐平，不仅可以辅助"头正顶悬""竖脊正身"，同时也有助于下一项"飞肘含胸"的正确操作。

4. 飞肘含胸

方法：上述各项操作完毕之后，把两肘尖微微向前内合二三分，有如鸟雀张翅欲飞的样子，使胸部微微内含，同时腹部放松。

要领：两肘微微向前，不要太用力，也不要太多，否则反而容易造成手臂和胸部紧张，使呼吸急促。含胸的主要部位是指胸前"膻中穴"而言。

说明：

①含胸是控制肺及呼吸的一种主要方式，它有利于呼吸时气机顺利地升降出入。

②肺，主司呼吸，也主"一身之气"。这是因为呼吸是全身"真气"运行的动力，调整呼吸，其实就是调整全身"气"的运行。

③未得师传者，静坐中每易两肘后夹，形成挺胸之势，这是不对的。可以观察诸佛、菩萨圣像之姿态来帮助领悟这个动作要领。

④膻中穴为任脉经穴，位于胸腹正中线，两乳连线的中点，平第四肋间隙。为"上焦"之分野，又为"八会穴"之"气会膻中"，故又称为"上气海"，佛家之合掌当胸、道家儒家之拱手、武家之拳礼皆与此穴有莫大关系。

5. 缄口砥舌

方法：缄口即闭口，即在静坐时要将口唇轻闭，牙齿轻叩，此时，舌尖则自然轻轻地抵在上门牙内牙根与牙龈的交接处，也就是"龈交穴"处，这就是砥舌。

要领：口唇轻闭，自然合拢，嘴角微微后引，似笑非笑，舌尖轻抵上腭，纯属自然，不要用力。

说明：

①舌抵上腭如果操作不当，对静坐的影响很大。切不可"望文生义"，真的用力翘着舌头抵在上腭，而应当在自然的状态下，舌尖轻轻地抵在上门牙内牙根与牙龈的交接处。检验的方法是：嘴不张开，仅将上下两唇微微张开，此时舌尖则"吧嗒"一声自然从腭龈之间落下，恢复平直的状态，这样才算合乎标准。

②如果静坐功夫深厚，在静坐中有时舌头会自动紧抵上腭，甚至反转抵住喉咙，古人称其为"反锁鹊桥关"。这在内景功夫中有很精细的经络、气化理论基础，则另当别论。有些误传，让初学者把舌尖有意地翘起抵住上腭是不合理论的。

③静坐重在调心。经曰：舌为心之苗，舌头是心脏"苗气"的反应之处，而心又是"五脏六腑之大主"，中医故有"望舌"的诊断方法，静坐中要求缄口、砥舌，有利于使"心平"，而心平才容易使气和，进而达到神静、神旺的目的。

④龈交穴为奇经八脉中督脉的最后一个穴位，位于上唇内，唇系带与上齿龈的相接处。而任脉的最后一个穴位"承浆穴"则位于下唇凹陷中，由于平时人们说话、吃饭等等，口不能常闭合，故使得任脉与督脉在口腔处不能连接。静养之人常缄口、硅舌，舌抵上腭，用舌头上接"龈交穴"、下连"承浆穴"，通过舌作为连接任脉与督脉的"桥梁"，所以又称为"搭鹊桥"，这样可以使任、督二脉的气脉连接，如环无端、周流不息，形成"周天运转"。

6. 合眼垂帘

方法：两眼上眼皮如"帘子"般自然下垂，两眼之间微露一线之光，目视前下方。

要领：两眼不太张开，也不太合拢，微有垂目观鼻之意，但不可真用力观鼻端，否则时间太久，容易眼睛疼痛。

说明：

①中医理论认为：五脏六腑之气都向上流注到眼睛，同时眼睛又是"心神"之宅、心灵的窗户，因此在静坐中对眼睛有着特殊的要求。静坐中，如果两眼上视，则"心神"上浮，容易导引气血上行；两眼下视，则"心神"下降，易使气血下行；两眼左右转动，则易使心意散乱、心神不能凝聚；两眼闭合，则易导致昏沉、瞌睡；两眼睁开，则思想容易被"外景"所牵而不能集中。故静坐时，宜合眼垂帘，微露一线之光。

②鼻端与心垂直，加上手心、脚心都聚向心脏，这样可以使全身精、气、神都聚拢、收敛，正是古传"眼观鼻，鼻对脐"之所谓也。

第五节　导引法的学术特色

一、动作、呼吸、存想相结合

《诸病源候论》导引法中，以动作为主的有近 60 条，如结气候"端坐，伸腰，举左手，仰其掌，却右臂，覆右手，以鼻内气，自极七息。息间，稍顿右手。除两臂背痛、结气"，虚劳体痛候"端坐，伸腰，举右手，仰其掌，却左臂，覆左手。以鼻内气，自极七息，息间，稍顿左手。除两臂、背痛"。专门论述呼吸行气的有 30 余条，如"龟行气，伏衣被中，覆口鼻头面，正卧，不息九通，微鼻出气。治闭塞不通。雁行气，低臂推膝踞，以绳自缚拘左，低头，不息十二通。消食轻身，益精神，恶气不入，去万邪。龙行气，叩头下视，不息十二通。愈风疥、恶疮，热不能入。"专门论述存想的有 10 余条，如在胁痛候中记载："卒左胁痛，念肝为青龙，左目中魂神，将五营兵千乘万骑，从甲寅直符吏，入左胁下取病去。"其余多是动作、呼吸、存想的综合运用。

二、三调合一的应用

三调指的是"调身、调息、调心"，这三者对应了人体的形体、呼吸和精神。调身的要求是形正体松，形正，是指导引的姿势要正确，从基本姿势，到举手抬足，都要到位，并形成习惯，在行、立、坐、卧日常生活中也保持正确的姿势；体松指的是各种动作不要用拙力、蛮力，而是刚柔相济。调息的要求是匀、细、柔、长、深，从呼吸而言，在这个要求的基础上，又有行气、散气、服气、咽气等不同方法。"调心"又称为存想，即精神意识、思维活动的调节，它是导引"三调"独具特色的一面。三者是紧密联系，不可分割的。肢体锻炼的调身方法是基本，调息是中间关节，调心是目的，通过三调达到形神合一是导引法的精髓。

三、重视呼吸吐纳

呼吸吐纳是通过呼吸的调节，吸入清气，排出浊气，调整身体脏腑功能，达到养生保健目的的方法。《诸病源候论》五脏病导引法介绍了六字气诀的呼吸方法，在消渴候、风偏枯候等多篇都专门介绍了呼吸吐纳的治疗方法。《灵枢·五十营》中说："一呼脉再动，气行三寸；一吸脉亦再动，气行三寸；呼吸定息，气行六寸。"呼吸和气的运行关系非常密切，古人甚至用行气、服气来表示呼吸。《云笈七签·墨子闭气行气法》载"老子曰：长生之道，惟在行气养神，吐故纳新"。另外有诸多关于服气的著作：《服气经》《服气精义经》《尹真人服元气法》《张果先生服气法》《赤松子服气法》，充分证明了古人对呼吸的重视。

呼吸吐纳的方法也称为调息。调，为调整、在此有调和之意；息，指呼吸。调息，就是主动地、自觉地调整和控制呼吸，以改变它的频率、节律、深度等，并使之逐步达到练功的要求和目的。清代著名的医学家汪昂在其《勿药元诠》中说："调息一法，贯彻三教，大之可以入道，小用可以养生"，可见呼吸与生命是息息相关的。传统导引法中的吐纳、练气、调气、服气、食气等均属于调息的范畴。

1. 胸式呼吸与腹式呼吸 常见的呼吸主要有两种方式，胸式呼吸和腹式呼吸。胸式呼吸也就是以肋骨和胸骨活动为主，吸气时胸廓前后、左右径增大。由于呼吸时，空气直接进入肺部，胸腔扩大，腹部保持着平坦的状态。胸式呼吸主要是肋骨上下运动及胸部微微扩张，肺底部的肺泡没有完全的扩张与收缩，吸入空气量较少，一次吸气吸收氧气量也较少。腹式呼吸是以膈肌运动为主，吸气时胸廓的上、下径增大。其中腹式呼吸又分为顺腹式呼吸和逆腹式呼吸：①顺腹式呼吸，吸气时，腹肌放松，腹部逐渐鼓起；呼气时，腹肌收缩，腹部自然回缩或稍内凹；②逆腹式呼吸，吸气时，腹肌收缩，腹部自然内收；呼气时，腹肌放松，腹部自然隆起。逆腹式呼吸法在吸气时，体内"先天真气"由腹部提升到胸中，同时，由鼻孔吸入自然界之清气的"后天呼吸之气"也进入胸中，先后二天之气在胸中交会融合；呼气时，先后二天之气交融后的真气则缓缓降回腹部丹田，而先后二天之气交融之后所产生的浊气则同时由口或鼻慢慢呼出体外。这种呼吸方法有类似"爻变"的作用，有利于心肾相交、水火既济。

对于呼吸的方法，也有其他分类。在《诸病源候论·宿食不消候》中就介绍了鼻息口呼、《诸病源候论·心病候》介绍了口吸鼻呼等方式，根据不同的证候、症状选用不同的呼吸方法，以起到治疗疾病的作用。不管是哪一种呼吸方式，都是在自然呼吸的基础上进行的，自然呼吸是指不改变自己的正常呼吸方式，即日常自然地鼻吸鼻呼的方式。要求是顺其自然，不加意念支配，对于初学者而言一般均宜采用这种呼吸方法。自然呼吸在各种导引法中都是不可缺少的，具有重要的调节作用。在练习《诸病源候论》导引法时，除特别说明之外，均采用自然呼吸的方法。

2. "不息"的方法及作用　不息有两层含义：一是指不停止，如《周易·乾卦》说"天行健，君子以自强不息"，不息就是指坚持不懈的意思；二是指不呼吸，如《养性延命录》记载"瞑目握固，闭气不息，于心中数至二百，乃口吐气出之，日增息"。不息一词在《诸病源候论》中共出现 34 次，如《诸病源候论·风病诸候·风湿痹候》："任臂，不息，十二通"，《诸病源候论·消渴病诸候·消渴候》："赤松子云：卧，闭目不息十二通"，《诸病源候论·疮病诸候·诸恶疮候》："龙行气，低头下视，不息，十二通，愈风疥，恶疮，热不能入咽"。不息一词有时和行气相联系，如《诸病源候论·痈疽病诸候·疽候》说"正倚壁，不息行气，从头至足止"；有时和闭气相联系，如《诸病源候论·风病诸候·风湿痹候》载"任臂，闭气不息十二通。以治痹湿不可任，腰脊痛"。综合《诸病源候论》《养性延命录》等书对不息一词的应用，对不息一词的理解，不能单纯地理解为不停止和不呼吸，而是指的一种特殊的呼吸方法，其含义有二：一是强调一呼一吸之间的闭气，即"不息，不使息出；极闷已，三嘘而长细引"；二是强调在吸气和呼气过程中的匀细柔长，如《道枢》说："闭气者，非闭噎其气也，乃神定气和，绝思忘虑，使鼻之息悠悠然，若有若无。"

不息是《诸病源候论》导引法基本内容之一，是呼吸吐纳的一种方法，有助于呼吸的深沉柔长。《庄子·大宗师》中对真人的记载为："古之真人，其息深深，真人之息以踵，众人之息以喉"。呼吸深沉，充分发挥肾纳气的作用，可以使气血通畅，补益元气，荡除身中结滞，治疗多种疾病。

从生理学角度，人的呼吸过程包括三个互相联系的环节：①外呼吸，包括肺通气和肺换气；②气体在血液中的运输；③内呼吸，指组织细胞与血液间的气体交换。腹式呼吸和闭气可以增加潮气量，减少残气量，使气体交换更加充分。《诸病源候论》强调"不息"，也就是闭气，在吸气或呼气结束后暂时屏住呼吸。闭气可以增加肺换气的时间和效率,治疗作用比较明显。《养性延命录》曰:"导引闭气以攻所患,必存念其身、头面、九窍、五脏、四肢、至于发端,和气往攻之。"

闭气,就是在吸气或呼气结束后暂时屏住呼吸,是能量转化及绝虑静思的呼吸方法。闭气的练习,不仅能够激发人体元气的运行,而且还能够凝神入静,可增强体质、祛病保健、益寿延年等。常用的闭气方法有三种:第一种闭气法,吸气→闭气→呼气→吸气,如此重复;第二种闭气法,呼气→闭气→吸气→呼气;第三种闭气法,吸气→闭气→呼气→闭气。这三种方法可以根据实际情况选用。需要注意的是,闭气时间的长短和频率要因人而异。闭气要在自然和循序渐进的原则下进行,一般不能拙力去"憋气",否则容易产生偏差。在肺部手术前对患者进行呼吸训练,可以减轻手术对呼吸功能的影响,其方法与不息行气是相同的。

3. 散气 散气有两方面含义:一是理气导滞,疏导气机的郁滞,如《诸病源候论·腰背病诸候·腰痛候》说"平跪,长伸两手,拓席向前,待腰脊须转,遍身骨解气散,长引腰,极势";一是排出身体的浊气、病邪之气,其方法包括呼气,也包括通过指端、一些穴位来散气,如《诸病源候论·风病诸候·风身体手足不遂候》载"每引气,心心念送之,从脚趾头使气出"。气滞是导致疾病发生发展的原因之一,古今医家经过长期医疗实践,提出"气滞血瘀,百病丛生"的观点,现代医学研究证实,微循环瘀阻,是许多疾病的发病基础,也是慢性病久治不愈的原因之一。如果通过散气的方法宣导气机,可以预防和辅助治疗多种疾病。

中医治病强调"因势利导""给邪以出路",散气就是给郁滞的气机以宣导的方法,散气途径,如手足指、毛孔、重要穴位(如风府、云门)等,向外、向下是散气的主要方向。

4. 咽气 咽气指的是一种用口吸气并辅以下咽的方法,《诸病源候论》中咽气出现 5 处,多与口内气共同出现,如《诸病源候论·虚劳病诸候·虚劳里急候》说:"正偃卧,以口徐徐内气,以鼻出之。除里急饱食。后小咽气数十,令温中。若气寒者,使人干呕腹痛,从口内气七十所,咽,即大填腹内,除邪气,补正气也。后小咽气数十,两手相摩,令极热,以摩腹,令气下。"此条文也出现于《诸病源候论·腹痛病诸候·腹痛候》。虚劳里急候是本虚标实,虚劳在先为本,因为饮食等因素导致腹痛干呕为标。本导引法将肢体动作、自我按摩和呼吸吐纳的咽气法紧密结合。按摩腹部可以促进胃肠的蠕动,调整中焦、下焦气机;咽气可以补益中焦之气、除热,如《诸病源候论·冷热病诸候·病热候》说"两手却据,仰头向日,以口内气,因而咽之,数十。除热,身中伤,死肌",即采用向日仰头咽气的方法,使身体处于开散状态,起到散热和放松的作用。

咽气常和吞津配合操作,因为在缓慢呼吸过程中,口中津液分泌增多,《素问·宣明五气》谓"脾为涎，肾为唾"。《红炉点雪》指出："津既咽下，在心化血，在肝明目，在脾养神，在肺助气，在肾生精，自然百骸调畅，诸病不生。"可见，咽气法和吞津法是相互联系在一起的，配合起来运用，其补益效果更佳。

5. 呼吸与动作的配合

《诸病源候论》中介绍的呼吸吐纳的方法，一部分没有规定肢体的动作，单独通过呼吸的方法来针对相应的证候进行调节，更大一部分是配合肢体的动作来调节呼吸，以增强导引的效果。如《诸病源候论·虚劳病诸候·虚劳阴下痒湿候》记载："偃卧，令两手布膝头，取置尻下。以口内气，腹胀自极，以鼻出气，七息。"《诸病源候论·宿食不消病诸候·宿食不消候》说："端坐伸腰，举右手，承左胁，鼻内气，七息，除胃中寒，食不消。"《诸病源候论·呕哕病诸候·呕吐候》谓："偃卧，展两胫两手，左右跷两足踵。以鼻内气，自极，七息。除胃中病，食苦呕。"当呼吸与动作相互配合时可以将导引和呼吸的作用叠加并放大。

在练习导引法的过程中，调身、调息、调心三调合一非常重要，调息就是指的呼吸吐纳，是调身和调心的纽带，在练习过程中，一般向上的动作配合吸气，向下的动作配合呼气，动作停顿的时候要适当的闭气，通过锻炼逐步达到"匀细柔长"的呼吸。

6. 小结

《诸病源候论》所记载的呼吸吐纳方法是《诸病源候论》导引法的重要组成部分。对《诸病源候论》呼吸吐纳的概念、方法、作用进行系统的整理研究，有利于丰富中医养生学的内涵，为临床辅助疾病治疗提供辅助手段。根据中医学理论，气为血之帅，血为气之母，人体全身血液的流动靠气的推动作用才能完成，而气运行的动力却来自于呼吸。如果呼吸停止，气的运行也就停止和中断，东晋著名的医家葛洪在其《抱朴子》中说："明吐纳之道者，则为行气，足以延寿矣！"

在应用过程中，应将呼吸吐纳与肢体动作结合起来，做到科学养生。通过匀细柔长的呼吸，平和人的心态，提高道德的修养，养成良好起居习惯、饮食习惯，形成健康的生活方式。在临床上可以指导患者进行呼吸吐纳锻炼，辅助某些疾病的康复，与导引法相结合，为维护健康提供更为丰富的手段。

四、善于运用精神调节

1. 精神调节

精神调节在《诸病源候论》中常称为"存、思、度"等，指的是通过默想、存念某些特定场景或颜色消除杂念，防治疾病的方法。存想法是《诸病源候论》导引法中具有特色的方法，全书中专门论述存想的条文有10余条，针对的病候有"胁痛、温病、心腹痛"。其中对于胁痛候，其方法为："卒左胁痛，念肝为青龙，左目中魂神，将五营兵千乘万骑，从甲寅直符吏，入左胁下取病去"。在《诸病源候论》中，存想法除了单独成文以外，更重要的是与导引法相结合。通过存想，促进肢体动作和行气。如风偏枯候"以背正倚壁，展两足及趾，瞑心，从头上引气，想以达足之十趾及足掌心，可三七引，候掌心似受气止。盖谓上引泥丸，下达涌泉是也。"风冷候"安徐看气向下，知有去处"。风身体手足不随候"调和气息，莫思余事，专意念气。徐徐漱醴泉，漱醴泉者，以舌舐略唇口牙齿，然后咽唾"。"存想"的方法在《素问•刺法论》中有明确论述，主要是存想五色气用于防疫。存想法应用非常广泛，南朝的陶弘景，唐代的孙思邈等均有对于存想的论述。唐代司马承祯《天隐子》中的论述最为经典"存谓存我之神，想谓想我之身"。在《黄庭经》中也有大量关于存想的论述。

2. 存想法的科学内涵　　存想体现了中国古代内求的思想。通过既定的图像或内容，让我们充分关注自己的内心世界和身体感受，目前西方新兴的心理神经免疫学也可以阐释存想法的深刻道理。

过去，人们多认为神经内分泌系统和免疫系统是相互独立的，目前越来越多的研究发现两者之间的联系非常紧密。当人体遇到外在刺激之后，心理因素引起喜怒哀乐等情绪变化。除此之外，这一刺激还通过神经系统和内分泌系统作用于免疫系统，引起生理上的变化，如生气时血压升高、心跳加速。这被称为心理免疫学。在心理应激过程中，中枢神经系统会释放促肾上腺皮质激素释放激素（CRH），引发垂体促肾上腺皮质激素（ACTH）的释放。促肾上腺皮质激素再作用于肾上腺，引发糖皮质激素的合成与释放，从而改变代谢平衡和免疫功能。在免疫系统中存在 20 多种神经内分泌肽类和它们的 mRNA，而免疫细胞上有绝大部分神经内分泌肽类的受体。

也有学者研究"存想"对疑难病如肿瘤的疗效。如采用随机对照试验发现心理 - 行为干预可以提高 NK 细胞活性。Mayr B 和 Mayr A 的研究发现，通过放松训练、意想等方法营造积极的心境状态可以使免疫功能各个方面得到提高。有研究表明"关爱及慈悲"的想法可以提高免疫能力，反之，"挫败及愤怒"想法可以降低免疫能力 5 小时。诸多研究表明，心理行为干预对免疫功能的改善和恢复具有非常显著的作用，也为中医传统的存想法作用机制提供了证明。

3. 小结　　精神调节的目的是排除杂念，保持正确积极的想法，其方法分为以一念代万念，或以念治念，其中以一念代万念的方法如意守丹田，存念涌泉，重点在某一个部位或穴位。以念治念的方法如存想五脏的颜色、存想自然界景物等不是固定的点，而是某些场景，通过想象这些场景来达到调节精神的目的。

相对于单独通过存想法来防治疾病，在实际应用中，将存想和呼吸、肢体动作结合起来的方法最为广泛，这也是实践"调心、调息、调身"三调合一的重要方法。在《诸病源候论》中，这个方法的应用非常广泛和充分。根据不同的证候，通过存想辅助行气、散气，如风身体手足不随候："每引气，心心念送之，从脚趾头使气出。引气五息六息，一出之为一息，一息数至十息，渐渐增益，得至百息、二百息，病即除愈。"这在现代易筋经、五禽戏、二十四节气中医导引养生法等导引法中应用广泛。

通过对《诸病源候论》存想法的研究，明确存想的作用原理和应用方法，可以继承和发展存想的理论和方法，更好地服务于临床实践。

导引治疗篇

在介绍导引法来源情况、基本姿势、学术特色研究的基础上，本篇以病证为切入点对导引法进行规范研究。其方法如下：①将287条导引法中条文完全相同、高度相似或只是左右差异的动作进行合并，归纳出171条导引法。对每一条导引法逐一论述，排列顺序按照《诸病源候论》原书的顺序，首先阐释相关证候的病因病机，与现代疾病的联系，便于读者应用。然后将导引法原文列出，重复的条文只列一条，并将内容相近或连贯者进行整合（见以下论述中【原文】栏）。②将该导引法出现的证候逐一列举，以明确该导引法的适用范围（见【证候】栏）。部分导引法只见于一种证候，为了统一，也将该证候标明。③将导引法预备式、动作详细过程和收势都逐一进行说明（见【动作】栏），动作分解的思路见第三章概述部分。④在描述动作的基础上，参照中药、针灸的命名方法对导引法进行命名，导引法的命名作为本部分的三级标题，命名方法和原则见第三章概述部分。⑤根据导引法出现的病候和原文论述，效仿中药、穴位的功用提炼出导引法的功用，以便于临床参考应用（见【功用】栏），功用提炼的原则和方法见第三章概述部分。⑥应用中医学形神合一的整体观念、脏腑理论、经络学说和传统体育学的理论阐述重点导引法的作用原理、习练要领、针对的症状或疾病、如何应用（见【按语】栏）。本部分以找出动作和作用原理之间的规律、临床应用思路为目的，未逐一加按语。

第四章
风病诸候导引法

　　《诸病源候论》开篇即对风病进行论述，是对《黄帝内经》"风为百病之长"的致病思想的继承。风病候共有59论，既包括了外风所致的疾病，如风湿、风不仁、风冷、风痹等，也包括了内风所致的证候，如中风、风偏枯、风半身不随等证候。这些证候中，出现导引法的证候有风偏枯候、风四肢拘挛不得屈伸候、风身体手足不随候、偏风候、风不仁候、风湿痹候、风痹候、风冷候、风气候、头面风候、风头眩候、风癫候、风邪候、风瘙身体隐疹候等，共计15候，约占全部证候的25%，是风病候的重点。研究这些导引法，发现其中的规律，可以指导其他证候的导引法。

第一节　风偏枯候导引法

　　风偏枯候主要症状是半身不遂，肌肉萎缩，隐约作痛。该证候相当于中医内科疾病的中风中经络、痿证，西医短暂脑缺血发作、重症肌无力等。由素体气血虚弱，感受风湿之邪气，易气滞血瘀，时间久了导致半身不遂，不过因为病邪轻浅，不影响智力、言语功能。此候也可由于情志因素，愁思忧虑导致。治疗以祛风通络、活血化瘀、补气养血为主，在导引法方面，需要安神定志，通过导引动作流通气血，润养肌肉。王永炎院士也曾提出"松静"观点，促进中风患者的恢复，是本方法的具体应用。

　　1. 倚壁[1]

　　【原文】[2]　正住倚壁，不息行气，从头至足止，愈疽、疝、大风、偏枯、诸风痹。以背正倚壁，展两足及趾，瞑心，从头上引气，想以达足之十趾及足掌心，可三七引。

　　【证候】　风偏枯候、风痹候、疽候。

---

[1] 对该导引法的命名，下同。

[2] 关于《诸病源候论》导引法原文，相同或相近条文只摘录一条，或将其进行整合，下同。

【功用】　祛风通络，除痹。

【动作】　①站立姿势，周身中正，背部贴住墙壁，两臂自然下垂，舒展两足及足十趾，全脚掌均匀受力（图4-1）；②逐渐把呼吸调节至匀细柔长，不停地使用导引行气的方法，然后从头至颈、肩、胸、腹、腰、大腿、小腿，一直到脚逐节放松，引气下行；③从头至脚导引气血21次。

【按语】　①此导引法可以"上引泥丸，下达涌泉"，意思是把人体从最高点到最低点的全身气血都进行了调整，使气血运行趋于正常，情志得以安宁；②可以用于治疗风偏枯、风痹、阴疝和疝气。

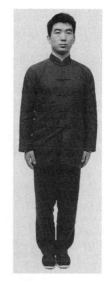

图4-1　倚壁

2. 仰趾

【原文】　仰两足指，五息止。引腰背痹、偏枯，令人耳闻声。常行，眼耳诸根，无有挂碍。

【证候】　风偏枯候、风痹候、目暗不明候。

【功用】　强腰健肾，聪耳明目，祛风除痹。

【动作】　①站立姿势，两脚足趾向上翘（图4-2）；②翘起来之后，多保持一会儿，甚至保持足趾上翘达五次呼吸的时间，再放松足趾，重复该动作，足趾上翘时由大脚趾领动，十个足趾都充分上翘，以脚跟、小腿、腰部肌肉紧张为标准。

【按语】　①足趾是足三阴、三阳经交会之处。足趾翘起动作虽小，对人体内在经筋、气脉的影响明显，尤其是足阳明、足太阳经筋完全绷紧，保持之后，再放松，一紧一松，非常有利于足部三阴、三阳的气血运行，可以使腰背强壮，偏枯之处得到濡润；②可以治疗风偏枯、痹证。

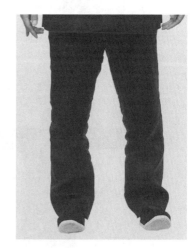

图4-2　仰趾

3. 转身

【原文】　一足蹋地，足不动，一足向侧相，转身欹势，并手尽急回。左右迭互二七。去脊风冷，偏枯不通润。

【证候】　风偏枯候、风冷候。

【功用】　养血润燥，祛风散寒。

【动作】　①站立姿势，两脚并拢，周身中正，两臂自然下垂，舒展两足及足十趾，全脚掌均匀受力（图4-3）；②左脚脚跟提起，脚尖点地，成丁字步（图4-4），两臂侧起，抬平成一字（图4-5），以腰为轴，向左旋转，腰部旋转至极限（图4-6），两臂继续划弧,左手手背向内,放在腰部,右手掌心向下,按于左肩上,头向左转(图4-7);③两臂打开成一字,腰部转正,向右旋转,右手放在腰部,左手放在右肩,头向右转,重复以上动作7次;④还原两脚并拢的姿势,右脚脚跟提起,脚尖点地,两臂侧起,以腰为轴,向右旋转,再向左旋转,方法同前(图4-8~图4-10);⑤重复该动作7次后还原。

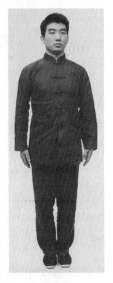

图4-3

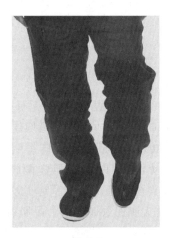

图4-4

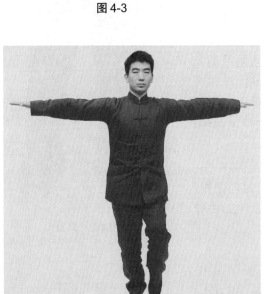

图4-5

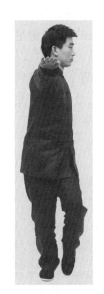

图4-6

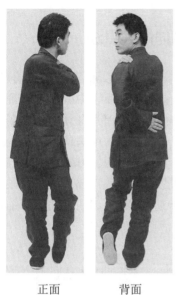

正面　　　　背面

图 4-7

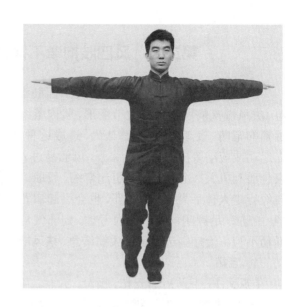

图 4-8

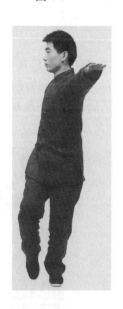

图 4-9

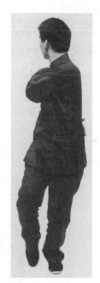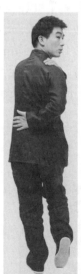

正面　　　　背面

图 4-10

【按语】　①本式动作，重点旋转腰脊部位，并带动上肢进行大幅度运动；②腰为人体上下左右的枢纽，活动腰部，可以调节带脉，肝经，通利周身血脉筋骨，活络舒筋的作用更强，动则生阳，可以去除脊骨受风邪，畏寒的症状；③可以治疗风偏枯，风冷、腰痛等。

第二节　风四肢拘挛不得屈伸候导引法

　　四肢拘挛不得屈伸主要是指关节四肢活动不利的病症，相当于现代的风湿、类风湿疾病所造成的关节变形，肌肉萎缩等一类症状，属于中医里的痹证、抽搐的范畴。《诸病源候论》认为，造成这种病症的原因是因为身体本来虚弱，在运动或劳动等出汗后毛孔张开，风邪易进入，留于筋而成。中医认为"宗筋主束骨而利机关"，筋受邪侵，引起挛缩，屈曲，则关节活动不利。另外，足太阳膀胱经行走人体后背，若是受邪，也会引起肩背部的发紧，导致疼痛或活动受限。"肝主筋"，足厥阴肝经或气血亏虚，则邪气易伤于筋，也会引起四肢关节挛缩，活动不利。治疗宜选用可以柔筋缓急、祛风散寒、活血的动作。

1. 互拓

　　【原文】　手前后递互拓，极势，三七。手掌向下，头低面心，气向下，至涌泉、仓门。却努，一时取势，散气，放纵，身气平。头动，髀前后欹侧，柔转二七。去髀井冷血，筋急，渐渐如消。

　　【证候】　风四肢拘挛不得屈伸候。

　　【功用】　柔筋缓急，祛风散寒，活血化瘀。

　　【动作】　①站立姿势，两脚分开，头正颈直，竖脊含胸（图4-11）；②左臂向前，右臂向后抬起至与肩平（图4-12），两手立掌，左掌向前推，右掌向后推（图4-13、图4-13侧），两手放平，两臂还原；③右臂向前，左臂向后抬起，并推掌，手掌放

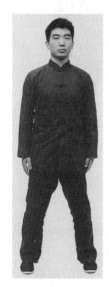
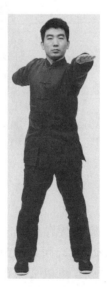
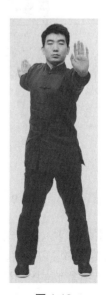

图4-11　　　　　　　　　　图4-12　　　　　　　　　　图4-13

平, 两臂还原, 重复 21 次; ④两手向下按, 低头弯腰, 目视心胸部位(图 4-14), 两腿伸直, 引气向下, 以涌泉、两胁肋感到发胀为度; ⑤上身抬起, 恢复站立姿势, 呼吸均匀; ⑥头部向左右侧弯, 左右水平转动(图 4-15、图 4-16、图 4-17、图 4-18、图 4-19), 两肩胛骨打开扩胸, 再内合, 然后两肩环绕(图 4-20、图 4-21), 约十四次。

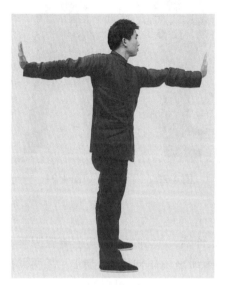

图 4-13 侧

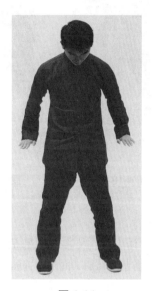

图 4-14

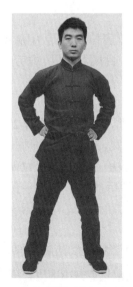

图 4-15

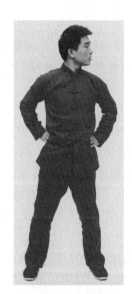

图 4-16

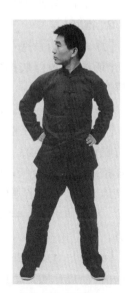

图 4-17

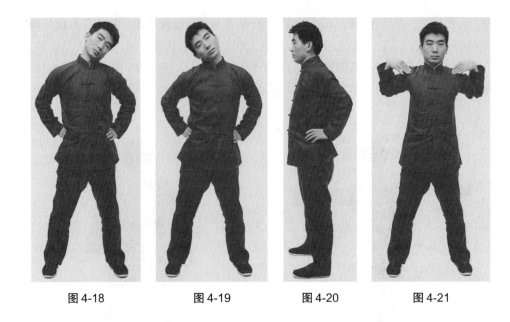

图4-18　　　　　　　图4-19　　　　　　　图4-20　　　　　　　图4-21

【按语】　①人体受风邪后四肢拘急，屈伸活动受到限制，其主要原因是风邪侵犯筋脉、肝脏，而肝主筋，筋脉失于濡养则出现屈伸不利，脉弦；②两臂抬起，可以发动阳气，立掌的动作，对手三阴经进行强刺激，可以有效缓解手臂拘挛；③两手下按弯腰时，对人体足太阳膀胱经和两胁都有拉伸作用；④头颈和肩胛骨的运动可以缓解局部的气滞血瘀。

2. 抱膝

【原文】　两手抱左膝，伸腰，鼻内气七息，展右足，除难屈伸拜起，胫中痛痿。

【证候】　风四肢拘挛不得屈伸候、风痹候、风头眩候、目风泪出候、虚劳候、诸痔候。

【功用】　柔筋缓急，祛风止痛，聪耳明目，补益虚劳。

【动作】　①坐在垫子上，臀部着地，两脚平踏，两腿弯曲，古称踞坐（图4-22）。②右腿伸直（图4-23），外旋至足外侧着地。两手十指交叉，抱住左脚脚掌，用力牵拉。③随着吸气，腰背向后伸展，略停顿3～5秒后放松。④用力牵拉使左脚离地，左膝关节至胸膺部位（图4-24），略停顿3～5秒后放松。⑤两手保持牵拉，左腿伸直（图4-25）。⑥两手抱右膝关节，做右侧的动作。⑦恢复踞坐的姿势。

【按语】　①踞坐时人体处于放松状态，腰背得到充分牵拉。②两腿一伸直，一弯曲，一虚一实，突出锻炼重点。对腿部筋脉反复进行拉伸和放松，可以缓解腿部拘挛。③两手劳宫穴与膝眼相对，掌心的热力可以传导进入膝关节，促进

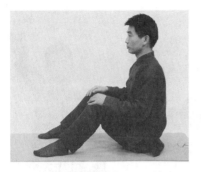

图 4-22

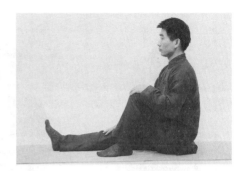

图 4-23

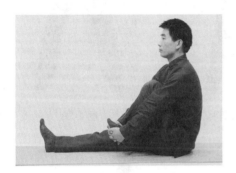

图 4-24

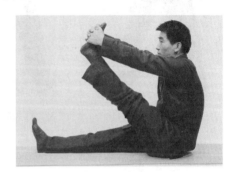

图 4-25

气血运行；④可以治疗下肢拘挛、痹证、迎风流泪；⑤风四肢拘挛不得屈伸候的原文是"抱左膝，展右足"，风头眩候原文是"抱右膝"，动作相同，只是左右方向相反，作用相近，根据锻炼的实际，将这些条文涉及的动作合成一个，便于学习和整体掌握。

3. 上拓

【原文】　立，身上下正直，一手上拓。仰手如似推物势，一手向下，如捺物，极势。上下来去，换易四七。去髀内风，两髀井内冷血，两掖筋脉挛急。

【证候】　风四肢拘挛不得屈伸候。

【功用】　舒展肩胛，通经活血，抻拉两腋。

【动作】　①站立姿势，周身中正，两臂自然垂于体侧，两手捧掌（图 4-26）；②左手掌心向上，经腹前向上至胸前（图 4-27），在胸前左臂内旋，转掌，左掌上托，左臂上举，同时右手下按于右侧髋旁（图 4-28）；③左手下落，在胸前手臂外旋转掌（图 4-29），右手外旋转掌心向上，两手捧于腹前（图 4-30）；④右手经腹前、胸前向上托，在胸前转掌，继续上托至极限，左手下按（图 4-31）；⑤重复上托下按的姿势 28 次，然后两臂还原，垂于体侧。

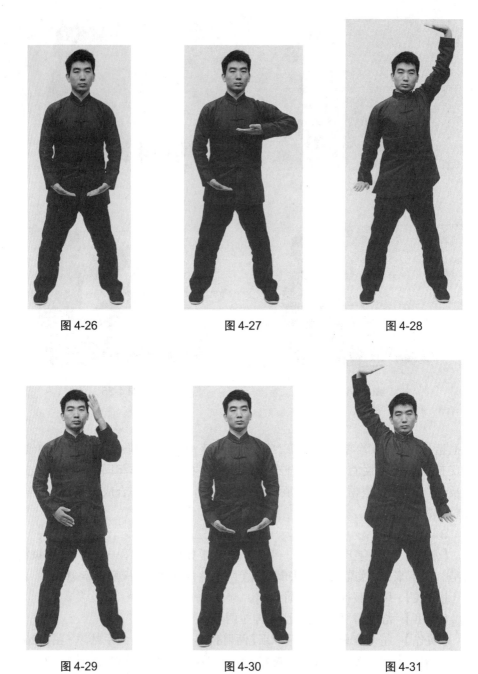

图 4-26　　　　　　　　　图 4-27　　　　　　　　　图 4-28

图 4-29　　　　　　　　　图 4-30　　　　　　　　　图 4-31

　　【按语】　①两手一上一下，调节气机升降，活动肩关节，疏通肩周的气血筋脉；②手臂上托，可以牵拉同侧腋下和胁肋部位，疏散风邪；③八段锦中"调理脾胃须单举"与该动作非常类似，可以参考练习。

第三节　风身体手足不随候、风痹手足不随候导引法

基于证候之间的相互联系和导引法运用的不同,本节介绍了两个证候。

风身体手足不随指的是偏瘫,又名半身不遂,一侧上下肢、面肌和舌肌下部的运动障碍,发病原因多种多样,多见于中风后遗症。随着生活水平的提高,生活压力的增大,动脉粥样硬化、高血压、心脏病、情绪波动、过度劳累成为人群的常态,概括说来为血液黏稠度增高、精神压力过大,这些已成为引发偏瘫的危险因子。社会生活节奏加快,物质水平提高的同时,人们多食膏粱厚味,饮食不节。膏粱厚味易使血液黏稠度一度攀升,饮食不节易使脾胃严重损伤,脾胃运化功能障碍,精微物质生成运化失司,致使四肢营养不足,致肌肉瘦削,软弱无力,甚至痿弱不用。冬季不注意防寒保暖,风寒之气侵袭皮肤,久不能散,与肥甘厚味积聚于脾中的积热相遇之后,风寒之邪便会热化,脾中有热,就会损耗肌肉,使肌肉软弱无力,甚者会影响神志,出现神志障碍。

风、寒、湿三种病邪共同作用于人体,引发的疾病称为痹证。痹证分为行痹、痛痹、着痹,其中风气较胜的称之为行痹,寒气较盛的称之为痛痹,湿气较盛的称之为着痹。行痹表现为肢体酸痛,疼痛游走周身,无定处。病因风寒湿三邪中以风邪偏胜,又名之风痹。人体的每一条阳经都始于手或者足,后在体内循行。当风寒之气侵袭肌肤体表时,最初表现为痹证,而后伤及阳经,随其循行,遇到正气虚弱的地方就会停滞,与人体自身的血气相搏斗,血气运行迟缓,阳气的温煦作用随之散失,身体的关节就会松弛无力。所以说,风痹可以导致手足不随。此证候相当于现代医学的风湿性关节炎和类风湿关节炎等疾病。当疾病发作时,患者手足关节疼痛,屈伸不利,严重者手足关节变形无法恢复。

1. 虾蟆式

【原文】　极力左右振两臀,不息九通,愈臀痛,劳倦,风气不随。振两臀者,更互蹑踏,犹言厥。九通中间,偃伏皆为之,名虾蟆行气。久行不已,愈臀痛,劳倦,风气不随,不觉痛痒,作种种形状。

【证候】　风身体手足不随候。

【功用】　祛风止痛,治疗臀痛。

【动作】　①正身仰卧,两臂置于体侧,两腿伸直,呼吸均匀(图4-32);②左腿屈膝屈髋内收,左脚尖向回勾(图4-33),脚跟用力向左上蹬出,振动臀部(图4-34),左腿收回放平;③右腿屈膝屈髋内收,右脚尖向回勾(图4-35),脚跟用力向右上蹬出,振动臀部(图4-36),右腿收回放平;④重复以上动作9次;⑤俯卧位,左腿屈膝,脚尖向回勾(图4-37),左脚跟用力向左后上方蹬出,振动臀部(图4-38);⑥右腿屈膝,右脚尖向回勾(图4-39),脚跟用力向右后上方蹬

出，振动臀部（图4-40）；⑦重复上述动作⑤、⑥9次；⑧全身放松，安静收功。

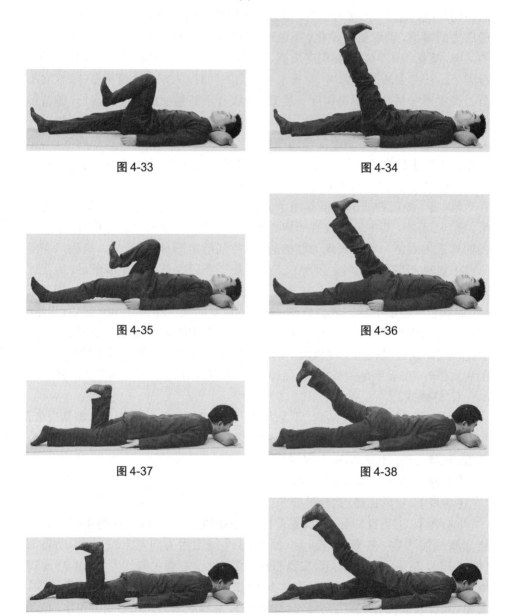

图4-32

图4-33

图4-34

图4-35

图4-36

图4-37

图4-38

图4-39

图4-40

【按语】　①风身体手足不随，类似痹证、瘫痪。一是由于风邪侵犯肌肉，导致肌肉无力，麻木不仁；二是由于脾热复感受风邪，脾主四肢、主肌肉的功能失常；三是由于心肾不交，风火扰动，这种情况病情较重。②该动作可以去除臀部、两腿风邪以及缓解气血瘀滞，恢复肌肉的功能。③引心火下行，交通心肾，去除伏邪恶浊之气。④治疗手足不随、痹证、痿证。⑤这里重点模仿青蛙跳跃的特点，用下肢动作达到行气的效果，是以形导气的方法。

2. 振腹

【原文】　偃卧，合两膝，布两足，伸腰，口内气，振腹自极，七息，除壮热疼痛，两胫不随。

【证候】　风身体手足不随候、风痹候、病热候。

【功用】　散热止痛，祛风除痹。

【动作】　①仰卧位，两手自然置于体侧。②两手画弧，虎口交叉相握，抚按肚脐。两腿屈曲，两膝关节相互靠拢，两脚平踏。③口吸鼻呼，随着呼吸，腹部也一起一伏，重复 7 次。④在练习过程中要充分放松腹部，随着呼吸腹部做最大幅度的起伏，一张一弛（图 4-41、图 4-42）。具体方法可以吸气时腹部鼓起来，呼气时腹部收回，这是顺腹式呼吸的方法。也可以吸气时腹部内收，呼气时腹部膨隆，这是逆腹式呼吸的方法。

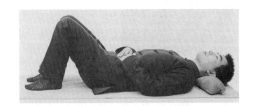

图 4-41　振腹之收腹

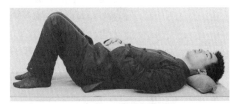

图 4-42　振腹之鼓腹

【按语】　①腹部放松，有利于下焦开合，通过呼吸振动腹部，可以按摩腹腔内脏，扶正祛邪，体热得散，风邪得除；②腹式呼吸有调节内脏功能，振奋阳气，疏通气机的作用；③可以用于治疗手足不随、风痹、身热体痛。

3. 握固

【原文】　治四肢疼闷及不随，腹内积气。床席必须平稳，正身仰卧，缓解衣带，枕高三寸，握固。握固者，以两手各自以四指把手拇指。舒臂，令去身各五寸。两脚竖趾，相去五寸。安心定意，调和气息，莫思余事，专意念气。徐徐漱醴泉。漱醴泉者，以舌舐略唇口牙齿，然后咽唾，徐徐以口吐气，鼻引气入喉，须微微缓作，不可卒急强作。待好调和引气吐气，勿令自闻出入之声，每引气心心念送之，从脚趾头使气出，引气五息六息，一出之为一息，一息数至十息，渐渐增益，得至百息二百息，病即除愈。不用食生菜、鱼、肥肉，大饱食后，喜怒忧患，悉不得辄行气。惟须向晓清静时，行气大佳，能愈万病。

【证候】 风身体手足不随候。

【功用】 理气消积，调畅情志，宁心安神。

【动作】 ①穿着宽松的衣服正身仰卧在床上，枕头约10cm高，放松身体，两腿自然伸直，脚趾向上，两臂置于身体两侧，距离身体约15cm。②大拇指屈曲，然后把其他四指弯曲握拳，成握固的姿势（图4-43）。③口唇轻闭，舌尖部轻轻抵住牙龈外侧转动，方向为上门牙→左上白齿→左下白齿→右下白齿→右上白齿→上门齿，重复3次，反方向重复3次。然后舌尖部轻轻抵住牙龈内侧转动，方向如下：上门牙→左上白齿→左下白齿→右下白齿→右上白齿→上门牙，重复3次，反方向重复3次。④把舌头搅动产生的津液做鼓漱的动作，然后将口内津液分3次小口慢慢咽下，意达丹田，在咽津的同时意念引气下行，邪气从脚趾散出。⑤以上调息的方法可以多次重复，从一两次，到百余次，渐渐增加。

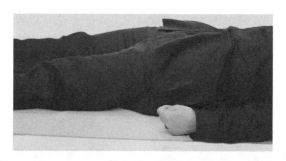

图4-43 握固

【按语】 ①"握固"是传统导引法中常用的手势，两手握固，有似婴儿握拳，可以固护精神，集中精力，不至于分散注意力，起到安神的作用，《云笈七签》记载"拘魂门，制魄户，名曰握固，与魂魄安门户也。此固精、明目、留年、还白之法，若能终日握之，邪气百毒不得入。"意思是说，握固，就好像关上房门一样可以使人静心安魂、固护精气、明目延年，若整天甚至睡眠中也进行握固，还可以辟邪防毒，《老子》中说"骨弱筋柔而握固"；②口中津液，中医称之为玉液、醴泉，通过鼓漱吞津可以滋养五脏、荣养周身，扶正祛邪，调和阴阳；③可以治疗手足不随、积聚、失眠等多种疾病；④在易筋经、八段锦、十二段锦、二十四节气导引术等许多传统导引术中都有握固的练习方法。从中医学角度讲，将大拇指扣在手心，指尖位于无名指（第四指）的根部，那里有一根细细的筋，按揉会非常酸痛，这是肝脏的风窍所在。肝主筋，变动为握。注意观察婴幼儿的手势，就会发现他们经常是握固的姿势。这是因为小儿肝、心、脾、肺、肾五脏及神、魂、意、魄、志五种神志尚未发育成熟，容易受到惊吓，出于自我保护，小儿往往会本能地紧握拳头以"固魂"。长期练习握固对失眠也会起到较好的改善作用。握固既可以单独练习，也可以与身体的其他动作一起练习，比如易筋经的青龙探爪势、八段锦的攒拳怒目增气力、十二段锦的闭目冥心坐、握固静思神等方法。

4. 拱臂

【原文】　左右拱两臂，不息九通。治臂足痛，劳倦，风痹不随。

【证候】　风痹手足不随候、风痹候。

【功用】　止手臂痛，祛风除痹。

【动作】　①站立姿势，两脚并拢，两臂自然垂于体侧，呼吸自然。②两臂侧平举（图 4-44），稍停后掌心向上继续举臂，仰头，两手在头顶合掌（图 4-45）。③左手握拳，右手抚于左拳上，成拱手姿势，身体向左侧弯（图 4-46），至接近最大幅度。④身体直立，恢复拱手在头顶姿势（图 4-47），身体向右侧弯（图 4-48），至接近最大幅度。⑤身体直立，两手变成合掌，由体侧打开，逐渐下落还原。

【按语】　①风痹手足不随，是在行痹的基础上发展而来，风邪停留于人体虚弱的部位，易造成气血运行缓慢，筋脉迟缓，最终可导致手足活动不利；②本式动作大幅度导引肢体，温通经脉，促进手足气血运行，可以起到祛风除痹，缓解手臂疼痛的作用；③治疗风痹、手足不随；④本式动作描述非常简单，拱手牵拉两臂有不同操作方法。文中提到该动作治疗足臂痛，当在头顶拱手，向左右侧弯可以有效地活动手臂和两腿部位。

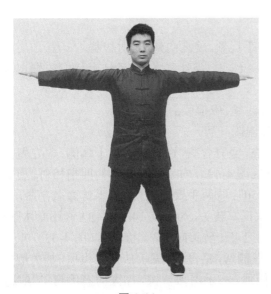

图 4-44

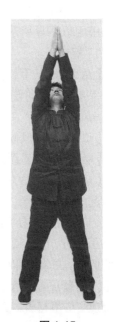

图 4-45

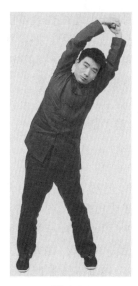
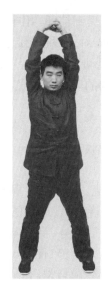
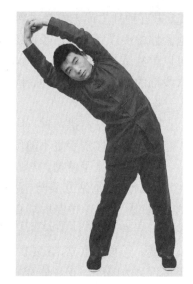

图 4-46 图 4-47 图 4-48

第四节　偏风候导引法

偏风，是指身体的一边有风邪。有时人体一侧的正气偏虚，正好受到风邪侵袭，致使气血受伤，这就易造成偏风。症状主要表现为一侧肌肤麻木，感觉迟钝，或者肌肉松弛，或者肌肤疼痛。偏风导致的疾病有面瘫、痹证、五十肩等。可以采用以下导引法。

1. 捉颏

【原文】　一手长舒，令掌仰，一手捉颏，挽之向外，一时极势，二七；左右亦然。手不动，两向侧极势，急挽之，二七。去颈骨急强，头风脑旋，喉痹，髀内冷注，偏风。

【证候】　偏风候、风头眩候、冷注候、喉痹候。

【功用】　柔筋缓急，祛风定眩，温阳开痹。

【动作】　①站立姿势，两脚并拢，竖脊含胸，两臂自然垂于体侧；②左臂向左抬起，至与肩平，立掌，掌心向左（图 4-49），右手拇指与其他四指相对，握住下巴，向右用力，使头向右转（图 4-50）；③两手臂稍放松，左手臂微微弯曲，头转向正前方，稍停顿（图 4-51），再次托掌转头，约重复 14 次；④两臂还原体侧，右臂侧起，立掌（图 4-52），左手握住下巴，转头向左，一松一紧（图 4-53），重复14 次，两臂还原体侧；⑤头用力向左侧弯，略停顿，左手扶按在头顶，加大侧弯的幅度，左手松开，头还原，向右侧弯，右手用力扶按，加大向右侧弯的幅度；⑥一左一右为一次，共做 14 次。

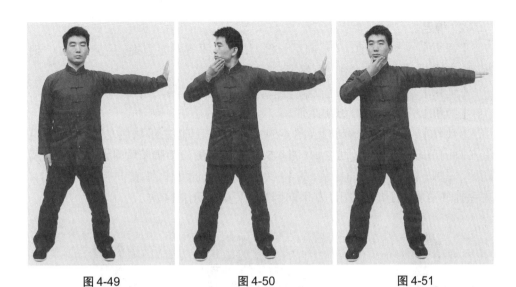

图 4-49　　　　　　　图 4-50　　　　　　　图 4-51

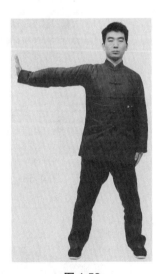
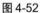

图 4-52

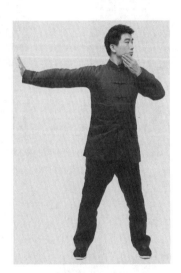

图 4-53

【按语】　①偏风是身体虚弱,风邪乘虚侵袭所致身体半边中风邪,属于痹证、偏瘫、痿证的范畴;②手臂抬起并立掌时,手三阴经得到充分拉伸,气血通畅则可以缓解手臂的疼痛、麻木、痿软无力,头向对侧旋转可以加大对手臂的刺激,并同时拉伸颈项部位;③头向左右侧弯可以刺激少阳、太阳经脉,改善头部供血,对颈项疼痛、喉部肿痛、眩晕等有缓解作用。

2. 挽足

【原文】 一足踏地，一手向后长舒努之；一手捉涌泉急挽，足努手挽，一时极势，左右易，俱二七。治上下偏风，阴气不和。

【证候】 偏风候。

【功用】 祛风活络，滋阴柔筋。

【动作】 ①正坐于凳子上（图4-54），左臂向后伸，右手抓住左脚（图4-55）；②左脚向前蹬出，右手拉回左脚（图4-56、图4-56侧），手脚矛盾用力，放松，左臂还原，左脚下落，停顿后再重复，共14次；③做对侧的动作，右臂向后伸（图4-57），左手抓住右脚，右脚前蹬出，左手向回拉，重复该动作14次。

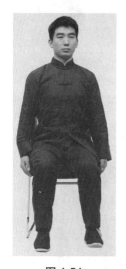

图 4-54

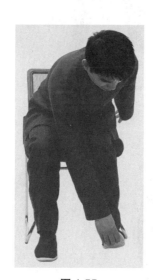

图 4-55

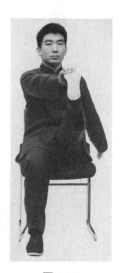

图 4-56

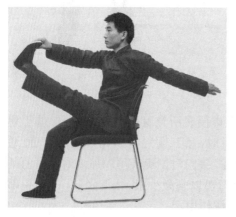

图 4-56 侧

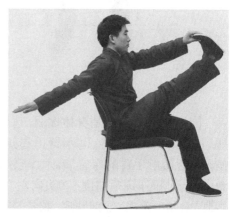

图 4-57

【按语】 ①这个动作，两手一前一后，两脚一松一紧，对手足三阴、三阳都有大幅度的牵拉作用，可以去除手臂和下肢的疼痛和局部风邪；②手足矛盾用力，交通上下，促进末梢气血运行，可缓解手足麻木，阴阳不调；③可以治疗偏风、痹证、痿证；④手足向相反的方向用力，这称为矛盾力，此要领在《诸病源候论》导引法体现充分，这样的动作看似幅度小，实则消耗大，不仅可以缓解局部症状，还有利于集中精神。

第五节　风不仁候导引法

皮肤肌肉麻木，有多种病情，文中指出，在此是指风寒入于肌肉，使血气流行不畅所致，所以概括其病情，为"营气虚，卫气实"。并可从脉诊判断预后。

1. 旋踵

【原文】 偃卧，展两胫两手，足外踵，指相向，以鼻内气，自极，七息。除死肌，不仁，足寒。

【证候】 风不仁候、虚劳膝冷候、转筋候。

【功用】 散寒通络，柔筋缓急，去除麻木。

【动作】 ①仰卧位，舒展两臂、两腿（图4-58）；②足趾向回勾，足跟向外展，两足十趾相对（图4-59），保持3～5秒后还原；③向相反方向旋转，足趾向外，足跟相对（图4-60），一外一内为一次，共做7次。

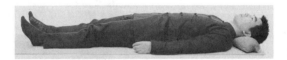

图4-58

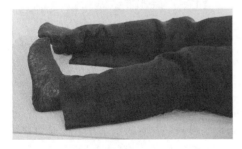

图4-59

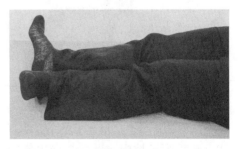

图4-60

【按语】 ①皮肤肌肉麻木，由于营卫不和，气血运行不畅；②仰卧位身体完全放松，同时调匀呼吸，重点做足跟的运动，带动小腿，对膝关节怕冷、转筋、下肢麻木不仁有缓解作用；③本式动作和作用都重点在腿部，所以取仰卧姿势，身体放松，上肢也自然伸展；④足三阴三阳经脉在足趾交会，所以在旋踵的同时保持足趾向回勾，可以增强引气下行、交通阴阳的作用。

2. 展足

【原文】 展两足，上。除不仁、胫寒之疾也。

【证候】 风不仁候。

【功用】 散寒通络，去除麻木。

【动作】 ①仰卧位，舒展两臂、两腿；②左足趾向回勾，左腿抬高，保持膝关节伸直（图4-61），3～5秒后还原；③右足趾向回勾，直腿抬高（图4-62），3～5秒后还原，一左一右为一次，共做7次；④两脚足趾同时内勾，两腿同时抬高（图4-63），略停后还原，重复7次。

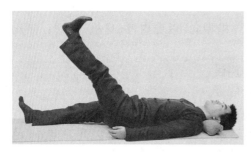

图 4-61

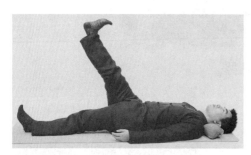

图 4-62

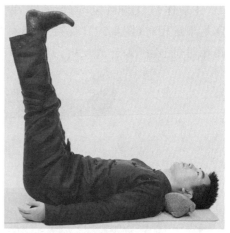

图 4-63

【按语】 ①本式动作舒展两臂，抬高腿部，可以引气血下行，可以疏通腿部经络，去除腿部不仁麻木、寒冷等症；②仰卧时两臂、两腿放松舒展，呼吸自然。③直腿抬高过程中足趾保持向内勾的姿势；④治疗风不仁的一组导引法，基本姿势相同，本式动作熟练之后，可以适当增加对足趾的屈伸练习，并加大幅度，两种方法都可以治疗肌肉不仁、足寒，导引过程中也应注意在适宜的温度下进行，以微微出汗为度，锻炼次数可适当增减。

第六节 风湿痹候导引法

风湿痹候，临床较多见，其证初发，多在皮肉，或皮肤麻木，或肌肉微痛。日久不愈，邪气逐渐深入，经络受伤，损及阳经，导致身体手足痿痹，不能随意活动。这是血气虚弱，邪气乘虚而入，日久邪气留存的病变。痹症日久，会出现很多变证，本节重点在于腰部、脊柱和四肢。可以灵活选用的导引法如下：

1. 叠掌

【原文】 任臂，不息十二通。愈足湿痹不任行，腰脊痹痛。又，正卧，叠两手著背下，伸两脚，不息十二通。愈足湿痹不任行，腰脊痛痹。有偏患者，患左压右足，患右压左足。久行，手亦如足，用行满十方止。

【证候】 风湿痹候。

【功用】 祛风除湿，强腰健脊，温补肾阳。

【动作】 ①仰卧姿势，两臂置于身体两侧，安定心神（图4-64）；②将两手相叠，掌心向上，置于腰背下，两脚绷直，绷紧（图4-65）；③保持两手在背下，两脚做脚面绷直，脚趾内勾的动作（图4-66），反复进行12次；④两臂还原身体两侧，左足压在右脚踝上，或右足压在左脚踝上。

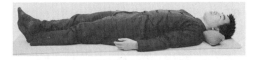

图4-64

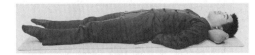

图4-65

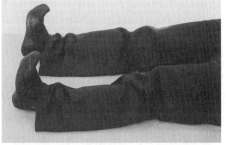

图4-66

【按语】 ①风湿痹证，临床较为常见，主要是由于风湿之邪气侵犯人体导致的肌肉麻木或酸痛，时间久了可以出现活动受限，疼痛剧烈。②动作一，做好身体准备，可以放松身心，为后续导引法打下基础。③腰脊疼痛、下肢不适是风湿痹候主要症状，两手相叠置于腰部下方，可以起到对腰部肌肉按摩的作用，劳宫穴为心包经穴，与肾俞穴相对，起到温肾的作用，有利于腰部气血运行。④足趾做勾回、伸展的动作，有利于足部三阴经、三阳经的通畅，可以缓解疼痛，疏散病邪。⑤两足两手相互按压，也可以起到按摩的作用，促进局部气血运行，缓解肌肉痿软无力的情况。⑥本式动作有三个步骤，第一为准备姿势，身心放松，防止因为大幅度导引带来不适；第二为重点动作，两手、两足、腰部都得到了锻炼，既有交通心肾、温补肾阳的治本作用，又有活动四肢，除湿止痛的治标作用；第三为根据实际情况的加减法，有偏瘫的宜重点练习，充分体现了辨证导引的精神。

2. 引足

【原文】 以手摩腹，从足至头；正卧，蹠臂导引，以手持引足，住；任臂，闭气不息，十二通。以治痹湿不可任，腰脊痛。

【证候】 风湿痹候。

【功用】 祛风除湿，强腰健脊，通络止痛。

【动作】 ①取仰卧姿势，两手相叠，掌心向下，按摩腹部，从下逐渐向上（图4-67）；②左腿抬起，左臂抬起，左手捏住左足大趾（图4-68），保持3～5秒。左手臂、左腿还原，做右侧的动作（图4-69），一左一右为一次，共做12次；③放松两臂，调节呼吸。

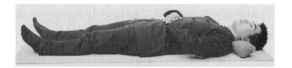

图 4-67

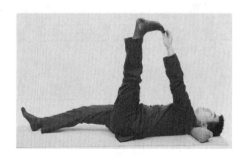

图 4-68

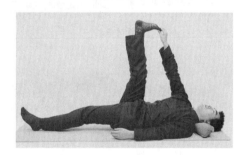

图 4-69

【按语】 ①按摩腹部，可以温中运脾，脾的功能正常，则水湿得以运化。②以手持足是对下肢的直接锻炼，可以起到伸展足太阳膀胱经，引气下行，利小便除湿的作用。③做动作时，采用观察的方法，观察动作给身体带来的影响。以手持足时注意力应集中在手足部位，这样气血更容易集中。④治疗风湿痹候两条导引方法，包含多个步骤，根据临床实际，患者病情轻重不同，导引需要从简单到复杂，从松到紧再到松。⑤按摩腹部时要有一定的力度，达到渗透和深透的目的。⑥腿抬高时保持伸直，如果初学者柔韧性不够，可以稍微弯曲膝关节，以腿后侧得到充分拉伸为度。

第七节 风痹候导引法

风痹病的主症，为皮肉顽厚，或者疼痛。这是由于人体虚弱，腠理不密，卫外功能薄弱，被风邪侵袭所致。风寒湿三气，有阴邪，有阳邪，伤人亦有浅有深，病位亦有在表在里，正如《灵枢经》所说："病在阳曰风，在阴曰痹，阴阳俱病曰风痹。"这样，痹症见证，或肌肉麻木酸痛，或筋骨关节疼痛，病理就完全明白了。痹证是常见病、多发病，一年四季都可发生，而发病各有重点，如春季发病的为筋痹，夏季发病的为脉痹，长夏发病的为肌痹，秋季发病的为皮痹，冬季发病的为骨痹。而且其病发展，亦有一定规律，即由五体而累及五脏。如筋痹不愈，重复受邪，就能内移入肝；脉痹不愈，重复受邪，就能影响及心；肌痹不愈，重复受邪，就能发展及脾；皮痹不愈，重复受邪，就能伤及于肺；骨痹不愈，重复受邪，就能内伤及肾。临证出现相关证候时可以参考习练本节导引法。

1. 拘趾

【原文】 一曰偃卧，以右足踵拘左足拇趾，以鼻内气，自极，七息，除风痹。二曰偃卧，以左足踵拘右足拇趾，以鼻内气，自极，七息，除厥痹。三曰两手更引足趺置膝上，除体痹。

【证候】 风痹候、逆气候。

【功用】 祛风除痹，理气降逆。

【动作】 ①仰卧，手脚自然伸直，调匀呼吸。②用右脚跟勾住左脚大趾，用力往回勾（图4-70），同时吸气。停顿3～5秒，放松，重复7次。③用左脚跟勾住右足大趾（图4-71），向回勾的过程吸气，至极限闭气，保持3～5秒，放松，重复7次。④保持仰卧的姿势，左手握住右脚（图4-72），把右脚压在左膝关节上，略停顿，松开左手，右腿伸直，用右手握住左脚（图4-73），左足压在右侧膝关节上，略停顿，重复7次。

【按语】 ①风痹者皮肤顽厚，或者疼痛，是由于人体虚弱，腠理开合失常，被风邪侵袭导致。②用足跟勾住另一足大趾，可以疏通人体下肢最远端，疏通肝经、脾经、肾经气血。③单腿盘起的姿势有利于足少阳胆经气血运行，整个动作手足并重，重点突出，可以祛风除痹，引气下行，降逆平冲。④导引法中将足置于另一侧膝关节和四字试验类似，如果患者疼痛较重，需要掌握好动作的幅度。⑤用脚跟勾住另一侧足趾，向回用力，同时配合吸气，勾至最大幅度，闭气，体会这个动作对足趾、腿部的牵拉作用。一足压在对侧膝关节上，同侧膝关节要向下压，两腿尽量保持在一个平面上。

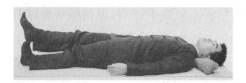

图 4-70

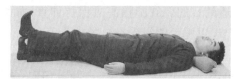

图 4-71

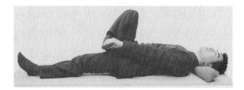

图 4-72

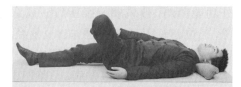

图 4-73

2. 布膝

【原文】 踞坐伸腰，以两手引两踵，以鼻纳气，自极，七息，引两手布两膝头。除痹、呕。

【证候】 风痹候。

【功用】 祛风除痹止呕。

【动作】 ①蹲坐的姿势，腰部伸展；②两手握住脚尖，用力向上拉，使脚尖向上勾回（图 4-74），同时吸气，至极限；③脚尖向下踩，脚跟提起，脚面绷直（图 4-75），一上一下为一次，共做 7 次；④两手掌抚按在膝关节上，体会手的热量传递到膝关节内部。

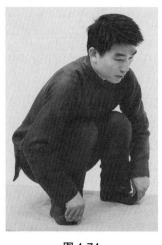

图 4-74

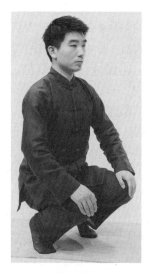

图 4-75

【按语】 ①蹲坐伸腰，可以舒展腰背，使上下气机通畅，两手引足，可以引气下行，则可以止呕降逆；②整个动作牵引足、腿、腰，舒筋活络，气血通畅则风邪、痹痛得以缓解；③两手握住脚尖，向上拉回时，整个脊柱伸直，微微后仰。从而加大对腰腿、足部的刺激；④脚面绷直时，小腿前面绷紧；⑤文中讲到两手引两踵，从松紧变换，阴阳平衡的角度，既有向上的动作，又有向下的动作最为合理。

3. 摇足

【原文】 偃卧，端展两手足臂，以鼻纳气，自极，七息，摇足三十而止。除胸、足寒，周身痹，厥逆。

【证候】 风痹候。

【功用】 散寒除痹，回阳救逆。

【动作】 ①正身仰卧，两手臂、两腿自然舒展放松；②左脚向内、向外摇动，右脚向内、向外摇动，然后两脚同时摇动（图4-76）；③两脚以足大趾领动，沿着向上勾、向左、向下踩、向右、向上的顺序划弧7次（图4-77、图4-78），在反方向划弧7次。

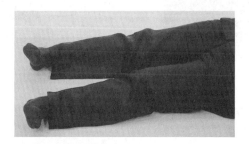

图 4-76

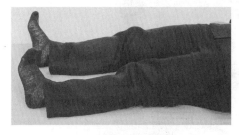

图 4-77

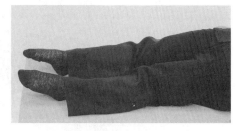

图 4-78

【按语】 ①脚向内外摇动时，两腿要放松，速度由慢到快，幅度由小到大；②两脚转动时以脚踝为轴，以足大趾带动，划最大的圆；③正仰卧舒展两臂两腿，便于阳气布散全身；④摇足和转足的动作可以促进阳气达于两脚，除去足、小腿的寒冷，血液得温则行，阳气来复，血运通畅，则痹痛可除，厥冷得解；⑤文中只提到摇足，学者多解释为左右摇动，根据《诸病源候论》导引法的特点，为了增加温阳除痹的作用，动作中增加了划弧的方法。

4. 引腰

【原文】　左右手夹据地，以仰引腰，五息止。去痿痹，利九窍。

【证候】　风痹候。

【功用】　除痹去痿，行气开窍。

【动作】　①踞坐于地，两手垂于体侧（图4-79）。②两手下按于臀部两侧，手指向前，掌根用力（图4-80）。③上身向后仰，腰部向上抬举，臀部离地（图4-81）。保持腰部上抬的姿势3～5秒，下落，臀部着地，重复该动作5～7次。

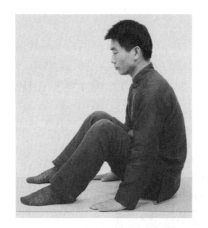
图 4-79

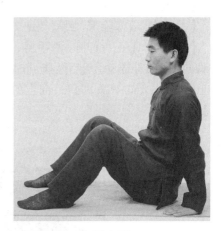
图 4-80

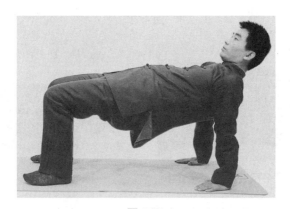
图 4-81

【按语】　①上身后仰时，两手用力向下按压，脚跟离地，腰部向上做大幅度抬举，此式对腰部的导引作用最大。②动作熟练之后，身体后仰，抬腰时配合吸气，动作保持过程中闭气，腰部下落时呼气。③踞坐，两手按地，四肢并用，把整个身体托起。下蹲的过程是屈身向下，仰头伸腰，又展身向上，动作大开大合，可以疏通全身，特别是腰部气血。配合呼吸吐纳之法，疏通气机，活动筋骨，可以去除痹证、痿证，对五官九窍的功能也有调节作用。④该动作与骨伤科常用的康复方法五点支撑相类似。

5. 努肩

【原文】　凡人常觉脊背皆倔强而闷，不问时节，缩咽髃内，仰面，努髃井向上，头左右两向接之，左右三七，一住，待血行气动定，然始更用。初缓后急，不得先急后缓。若无病人，常欲得旦起、午时、日没三辰如用，辰别二七，除寒热病，脊、腰、颈项痛，风痹，口内生疮，牙齿风，头眩尽除。

【证候】　风痹候、头眩候、腰痛候、风齿候、口舌疮候。

【功用】　平调寒热，止痛解毒，祛风除痹。

【动作】　①站立姿势，两脚并拢，两臂自然下垂（图4-82）。②微微仰头，缩项，抬肩（图4-83）。保持这个姿势，头向左旋转（图4-84），至极限，略停顿。③头再向右旋转（图4-85），略停顿，头转正，两肩放松，目视前方，重复以上动作21次。

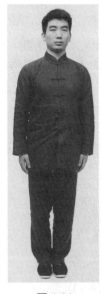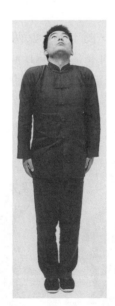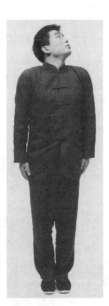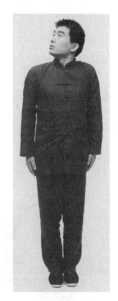

图4-82　　　　　图4-83　　　　　图4-84　　　　　图4-85

【按语】　①站立时，百会上领，竖脊含胸。②仰头抬肩时，两肩胛骨用力向后挤压。③左右转头时先慢后快，幅度由小到大。④本式重点在头项肩部位，仰面抬肩，可以伸缩该部位的肌肉、筋脉。活动头颈关节，疏通气血，缓解颈项部位、肩、上背的疼痛不适。⑤头向左右旋转，可以改善头部供血，去除上焦寒热，对眩晕、牙痛、口疮有一定作用。⑥本法要求先缓后急，这是对所有导引法的总要求，可以避免运动损伤。⑦治疗风痹，有10条导引方法，其中5条与其他证候导引重复，这也充分体现了异病同治的原则。在这些导引方法应用过程中，可以适当进行编排和选择，使其更加合理有效地应用于临床。

第八节　风冷候导引法

　　风冷之病，是由于脏腑虚弱，血气不足，感受风冷邪气所致，血得温则行，得寒则凝。气候温和，血流通畅；气候寒冷，血行减慢，容易气血凝涩。如果风冷之邪侵犯人体，易伤及中阳，影响气血运行，出现面青、胸闷、呕吐涎沫、四肢逆冷、疼痛等临床表现。练习以下导引术以汗出为度，汗出则邪去。

1. 振肘

　　【原文】　蹲坐，身正头平，叉手安额下，头不动，两肘向上振摇、上下来去七七。亦持手三七，放纵身心。去乳房风冷肿闷，鱼寸不调，日日损。

　　【证候】　风冷候。

　　【功用】　散寒祛风，宽胸理气，生肌。

　　【动作】　①蹲坐，周身中正，百会上领（图4-86）；②两手十指交叉，掌心向下，托住下巴（图4-87）；③肘关节领动，做向上（图4-88），向下的振动（图4-89），一上一下为一次，共作49次；④两手松开，改为右手紧握住左手，松开，左手握住右手（图4-90），松开，反复21次。

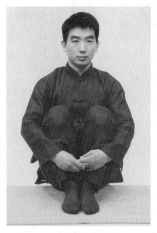

图 4-86

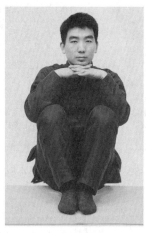

图 4-87

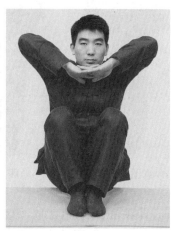

图 4-88

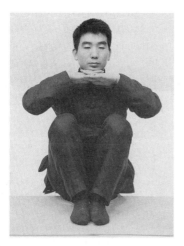

图 4-89

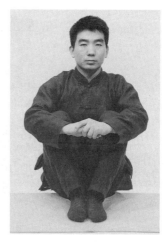

图 4-90

【按语】　①手托住下巴时，下巴保持内收，手和下巴相对用力；②肘关节上下摇动时，托住下巴的手保持不动；③动作过程中，体会上背，胸部，腋下被牵拉和放松；④蹲坐姿势，周身中正，屈中有伸，目的是重点疏通上焦；⑤手肘上下摇动，可以带动两肩胛骨运动，充分拉伸胸胁部位，疏通肝胆经、膀胱经气血，起到宽胸理气的作用；⑥整个动作，幅度虽然不大，但拉伸效果明显，动则生阳，阳气生发可以散寒祛风；⑦两手相握，可以改善手局部血液循环，对于鱼际、寸口部位的肌肉萎缩、疼痛有治疗作用。

2. 挽头

【原文】　坐，两足长舒，自纵身，内气向下，使心内柔和适散。然始屈一足，安膝下，努长舒一足，仰足趾向上，使急。仰眠，头不至席，两手急努向前，头向上努挽，一时各各取势。来去二七。迭互亦然。去脚疼，腰髀冷，血冷，风痹，日日渐损。

【证候】　风冷候、脚气缓弱候。

【功用】　散寒止痛，祛风除痹。

【动作】　①平坐在垫子上，两腿伸直，上身端正，调匀呼吸（图4-91）。②左腿弯曲，把左足放在右膝关节下方，右脚用力伸展绷直，身体后仰。背部贴近垫子，头抬起，两手臂伸直（图4-92），向前上方用力，回复坐位。③左腿伸直，右腿弯曲做同样的动作（图4-93）。一左一右为一次，重复14次。

【按语】　①将呼吸调节至匀细柔长，再做动作。②弯曲腿的膝关节贴近垫子，伸直腿脚面绷直，这个姿势做好之后再练习后仰的动作。③身体后仰过程中，两手伸直，调节后仰的速度，缓慢后仰，并保持用力低头的姿势。④后仰和前起的过程手臂和背部矛盾用力。⑤两腿的屈伸，可以开合下焦，导引气血下

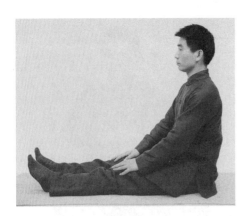

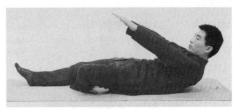

图 4-92

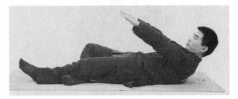

图 4-93

图 4-91

行。⑥身体后仰,头身手足一起用力,继而放松。全身性的弛张起伏,可以生发阳气,活动肢节、流通血脉,可以散寒止痛、祛风除痹。⑦仰头的动作重点在于疏通督脉和膀胱经。督脉总督一身之阳气,膀胱经为太阳经脉,得到充分牵拉可以生发背部阳气。⑧此方法先进行呼吸调节,再进行导引练习。因为风冷为患,身体疼痛,怕冷,呼吸调节可以增强宗气,为大幅的动作做好准备。⑨本式动作幅度较大,应根据身体情况循序渐进。

3. 拓席

【原文】 长舒足,肚腹着席。安徐看气向下,知有去处。然始着两手掌拓席,努使臂直,散脊背气向下,渐渐尽势,来去二七。除脏腑内宿冷,脉急,腰髋风冷。

【证候】 风冷候。

【功用】 散寒祛风,强壮腰肩。

【动作】 ①俯卧位,两腿伸直,两臂置于体侧(图 4-94),呼吸均匀,逐渐调至匀细柔长;②两手掌置于肩前两侧,用力下按,将上肢伸直,撑住垫子(图 4-95),头向后仰,停顿 3～5 秒后放松上肢,恢复俯卧的姿势;③重复以上共 14 次。

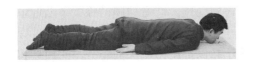

图 4-94

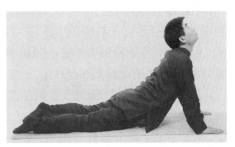

图 4-95

【按语】　①准备姿势静静体会呼吸的匀细柔长深沉。②两臂伸直时，两肩和上背抬起，头向后仰，腹部不要抬起，形成整个脊柱反向拱起。③动作熟练后，两臂伸直时配合吸气，放松俯卧时配合呼气。④准备姿势可以安心宁神，体会呼吸对人体的影响。⑤上半身撑起，头背仰伸，可以放松脊背经脉骨节，使气血流通，下行至足跟足趾。后背为脏腑俞穴所在之处，该动作可以去除脏腑内风冷之气，外除筋脉拘急。

4. 屈伸

【原文】　欲以闭气出汗，拳手屈膝侧卧，闭气自极，欲息气定，复闭气，如此，汗出乃止。复转卧，以下居上，复闭气如前，汗大出乃止。此主治身中有风寒。欲治股胫手臂痛法：屈一胫一臂，伸所病者，正偃卧，以鼻引气，令腹满，以意推之，想气行至上，温热，即愈。

【证候】　风冷候、腹痛候。

【功用】　祛风散寒，发汗温阳，引气止痛。

【动作】　①右侧卧位，两腿弯曲，两手握拳（图4-96）。②呼吸调匀之后，深长地吸气，闭气，快到极限时缓缓呼气，再缓缓吸气，如此重复，以身体微微出汗为度。③仰卧位，两腿伸直，两臂自然置于身体两侧（图4-97）。④左腿屈曲，左臂弯曲，右侧上下肢保持伸直（图4-98）。⑤鼻吸气，闭气，以有温热感为度。

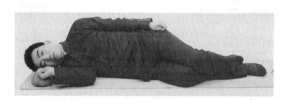

图 4-96

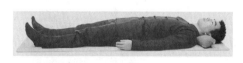

图 4-97

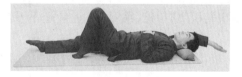

图 4-98

【按语】　①本式动作简单，重点采用了闭气的练习方法，需要循序渐进地进行练习。两次闭气之间，需要有一定调节，不能每一次呼气和吸气之间连续进行闭气。②本式可以左右交替练习，如果是偏侧为患，患侧以伸直的练习为主。

5. 倒挽足

【原文】　肚腹着席，长舒一足，向后急努足趾，一手舒向前尽势；将一手向背上，挽足倒极势，头仰蹙背使急。先用手足斜长舒者，两向自相挽急，始屈手足共头，一时取势。常记动手足先后交番，上下来去二七，左右亦然。去背、项、腰、膝、髀井风冷疼闷，脊里偏强。

【证候】 风冷候。

【功用】 祛风散寒，舒筋缓急止痛。

【动作】 ①俯卧位，身体放松，两腿自然伸直，两臂置于身体两侧，调匀呼吸（图4-99）。②左腿保持伸直，左脚尖用力向远伸，左臂向前伸。③右腿弯曲，右手挽右足，仰头（图4-100），略停顿3～5秒，放松手臂、两腿，头还原。④右腿、右臂伸直，左手挽住左脚，仰头（图4-101）。如此反复，操作14次。

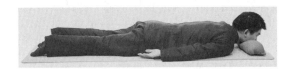

图4-99

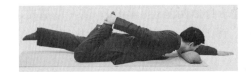

图4-100

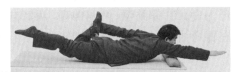

图4-101

6. 捉腕

【原文】 正坐，两手向后捉腕，反向拓席，尽势，使腹弦弦上下七；左右换手亦然。损腹肚冷风、宿气积，胃口冷，食欲进退，吐逆不下。

【证候】 风冷候、呕吐候。

【功用】 祛风散寒，理气消积，温胃降气，开胃止呕。

【动作】 ①跪坐，臀部坐于脚后跟上，上身保持正直（图4-102）。②上身后仰，左手下按于身后，右手握住左手手腕，牵拉腹部肌肉（图4-103），停顿3～5秒，恢复跪坐姿势。③上身后仰，右手下按，左手握住右手手腕（图4-104）。停顿后重复，如此重复7次。

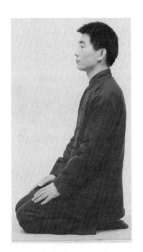

图4-102

【按语】 该动作充分牵拉腹部，促进胃肠的蠕动。

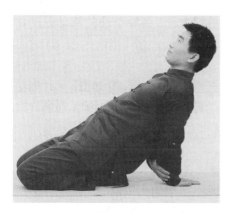

图 4-103

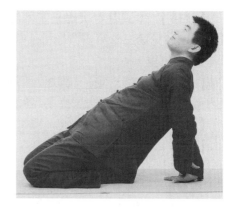

图 4-104

7. 跪坐

【原文】 凡学将息人，先须正坐，并膝头足。初坐，先足趾相对，足跟外扒，坐上，欲安稳，须两足跟向内相对，足趾外扒，坐上，觉闷痛，渐渐举身似款便，坐上。待共两坐相似不痛，始双竖足跟向上，坐上，足趾并反向外。每坐常学，去膀胱内冷气、膝冷，两足冷痛，上气，腰痛，尽自消适。

【证候】 风冷候、腰痛候、上气候。

【功用】 散寒祛风，强腰止痛，平冲降逆。

【动作】 ①双膝跪地，膝关节并拢，两足并拢（图 4-105）；②足趾相对，足跟向外展；③坐安稳之后，足跟相对，足趾向外展，再次坐在足跟上（图 4-106）；④感觉出现酸痛时，可以使臀部离开足跟，变换姿势放松一下；⑤两足竖起，臀部坐于足跟，足趾向外伸展。

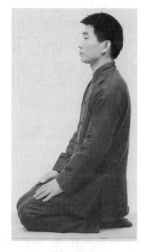

图 4-105

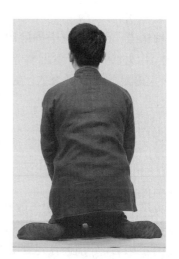

图 4-106

【按语】 本式是有关跪坐基本姿势的练习方法，是导引法的基础性动作，具体可以参见第三章第五节导引法基本动作。

8. 挽三里

【原文】 长舒一足，一脚屈，两手挽膝三里，努膝向前，身却挽，一时取势，气内散消，如似骨解。迭互换足，各别三七。渐渐去髀脊冷风、冷血，筋急。

【证候】 风冷候、筋急候。

【功用】 祛风散寒，柔筋缓急。

【动作】 ①两腿放平，上身保持正直，竖脊含胸（图4-107）；②左腿屈曲，两手十指交叉，挽住左膝关节，膝关节用力向前，两手用力向后，身体微后仰（图4-108）；③两手放松，左腿伸直，反向操作，动作同前，共做21次。

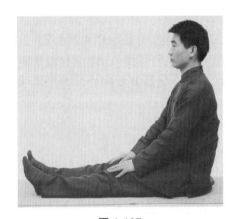

图 4-107

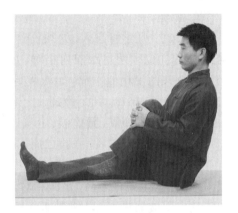

图 4-108

【按语】 足三里位于外膝眼下3寸，距胫骨前嵴一横指，当胫骨前嵴上。取穴时，由外膝眼向下量四横指，在腓骨与胫骨之间，由胫骨旁量一横指即是穴。该穴是足阳明胃经合穴，在针灸及导引术中用处皆广，为养生、保健、治病之要穴。

9. 双倒挽足

【原文】 两手向后，倒挽两足，极势，头仰，足趾向外努之，缓急来去七。始手向前直舒，足自摇，膝不动，手足各二七。去脊腰闷、风冷。

【证候】 风冷候。

【功用】 强腰健脊，祛风散寒。

【动作】 ①俯卧，两手臂自然伸直置于身体两侧（图4-109）。②两膝关节弯曲，两手相后，分别握住足踝关节，头向后仰，足趾向远处伸展（图4-110）。保持此姿势3～5秒，手足松开，再重复该动作共7次。③两臂向前伸展，膝关节弯曲，两足和小腿左右摇动（图4-111），一左一右为一次，共14次。④两腿伸直，左右摇动两足14次。

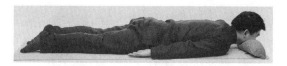

图4-109

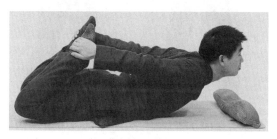

图4-110

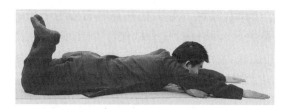

图4-111

【按语】 本导引法两手同时倒挽两足，同时配合头向后仰，重点活动手足项背部位，有利于气血充沛四肢，有利于背部督脉和膀胱经气血运行。可以起到强健腰脊、祛风散寒的作用。

10. 空捩

【原文】 身平正，舒两手向后，极势，屈肘向后，空捩四七。转腰，垂手向下，手掌四面转之。去臂内筋急。

【证候】 风冷候。

【功用】 柔筋缓急，祛风散寒，去除肩风。

【动作】 ①平肩站立，两臂自然下垂，周身中正（图4-112）；②两手后伸，手掌下按，手指向前（图4-113），略停顿3～5秒后重复，共下按28次；③动作还原，两臂下垂，腰部向左旋转，手向外旋，至极限（图4-114），腰部转正，手臂内旋还原，腰部向右旋转，手臂外旋（图4-115），略停顿后转正。

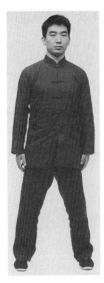 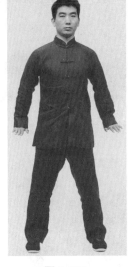 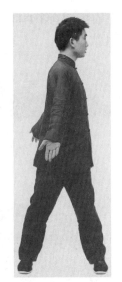 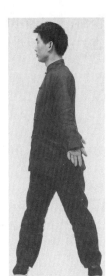

图 4-112　　　　　图 4-113　　　　　图 4-114　　　　　图 4-115

【按语】　该方法和八段锦五劳七伤往后瞧有相似之处。腰部向左右转动时，意念要集中在鼻尖上，同时头颈、脊柱保持中正、向上的状态。在此状态下，让脊柱随着头颈的旋转向上拔伸。无论是向左右的转动，还是从左右转回中间，脊柱始终尽力向上拔伸。

11. 舒臂

【原文】　两手长舒，合掌向下，手高举与髀齐，极势，使髀闷痛，然始上下摇之，二七；手下至髀，还，上下缓急。轻手前后散振七。去髀内风冷疼，日消散。双手前拓，努手合掌向下。

【证候】　风冷候。

【功用】　祛风散寒，止痛。

【动作】　①自然站立，两脚并拢，手臂自然下垂，百会上领；②左脚向左侧开步，两臂由体前抬起，掌心相对，至与肩平（图 4-116），继续向上伸展，至两臂垂直于地面（图 4-117）；③两手在头上方合掌（图 4-118），再下落至胸前，两掌分开，立于肩前，两肩向后展（图 4-119）；④两肩胛骨上下摇动，做 14 次；⑤两手下按至与髀相平（图 4-120），再抬起立掌于肩前，掌心相对，如此重复一上一下；⑥两手前推，摇肩膀，摆动上肢。

【按语】　本导引法充分体现了循序渐进的原则，预备式需要两手臂舒展放松，动作过程中要求先做到极势甚至两肩闷痛，然后进行振摇，最后是轻轻摇动。其他导引法的习练过程也需要由简单到复杂，再到整理放松。

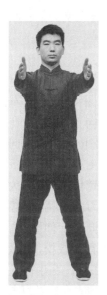

图 4-116

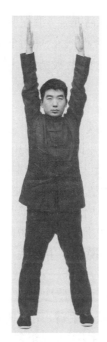

图 4-117

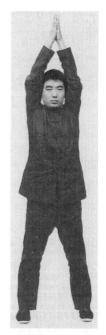

图 4-118

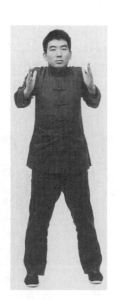

图 4-119

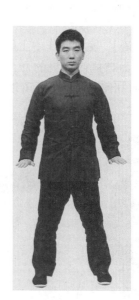

图 4-120

12. 挽弓

【原文】　两手掌倒拓两髆井前，极势，上下傍两掖，急努振摇，来去三七，竟，手不移处，努两肘向上，急势，上下振摇二七；欲得拳两手七，因相将三七。

去项、髀筋脉急劳。一手屈拳向后左，一手捉肘头向内挽之，上下一时尽势；屈手散放，舒指三。方转手，皆极势四七。调肘髀骨筋急强。两手拓向上，极势，上下来去三七；手不动，将两肘向上极势七；不动手肘臂，侧身极势，左右回三七。去颈骨冷气风急。

【证候】 风冷候、筋急候。

【功用】 舒筋缓急，散寒祛风。

【动作】 ①站立姿势，两脚并拢，周身中正，两臂自然下垂（图4-121）；②左脚向左开步，两臂向两侧抬起，至与肩平（图4-122），屈肘，掌心向下，中指点在肩部（图4-123）；③两肘向下用力，上臂和肘关节贴近左右胁肋部位。两肩做向前内收（图4-124），向后外展的动作21次；④两肘关节再向上（图4-125），向下运动14次；⑤两手做伸直，曲拢握拳7次；⑥采用站立姿势，左臂伸平，左肘关节弯曲，手指点按在肩上，右手挽住左手肘关节（图4-126），用力向右拉，停顿后放松，再做右侧的动作，一左一右为一次，共做28次；⑦左臂向左后伸展，右手从身后握住左肘关节（图4-127），将左臂向右牵拉，停顿3～5秒后放松，再做反方向的动作，共28次；⑧放松两手臂，两手曲拢，握拳，重复3次。两手向上推掌（图4-128），再向下按掌（图4-129），重复21次；⑨屈肘，两肘关节用力向上，向下，重复7次，保持肘关节向上的姿势，身体向左侧弯，再向右侧弯，一左一右为一次，共做21次。

【按语】 挽弓动作中上肢左右对拉，形如开弓射箭，两手一屈一伸、两臂一收一回，而与体内气机的开合相应，左右交替练习能够起到调理肝肺气机的作用。同时扭腰的动作，既可以缓解局部的风冷、拘急，也可以使带脉松开、肝气得以条达。

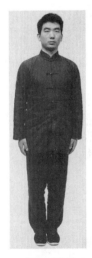
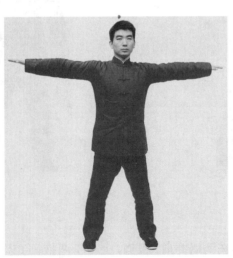
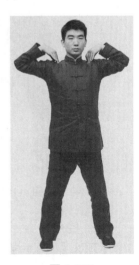

图4-121　　　　　　　　图4-122　　　　　　　　图4-123

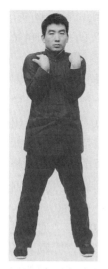

图 4-124

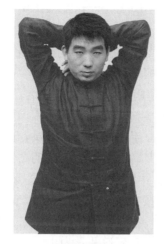

图 4-125

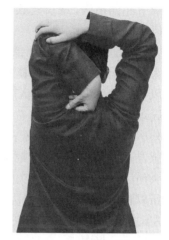

图 4-126

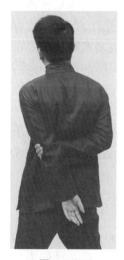

图 4-127

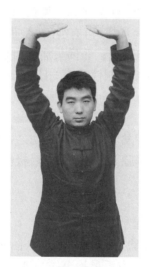

图 4-128

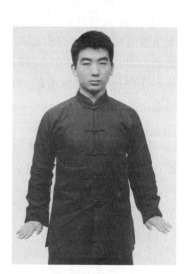

图 4-129

第九节　风气候、头面风候导引法

根据证候的相关性和导引法特点，本节论述两个证候，风气候和头面风候。

风气候是气虚之后受到风邪所导致的证候。肺主气，首见于《黄帝内经》。《素问·五藏生成》说："诸气者皆属于肺。"肺主气包括主呼吸之气和主一身之气两个方面。气沿着经络，给脏腑提供养料，所以气虚容易使机体受到风邪侵犯。

风邪侵犯人体，或引起寒热病，或引起热中病，或引起寒中病，或引起疠风病，或引起偏枯病，或引起其他风病。因为这些病都是由风邪所导致的，所以叫做风气候。

头面风候是指头面部受风邪导致的证候。头部在身体的位置最高，金元四大家之一的李杲认为"巅顶之上唯风可到，伤于风者上先受之"，指出头部易中风，故头痛也称头风，认为头痛是病症，而头风是病名。"运动劳役，新沐汗出腠理开而易受风，谓之首风。风头痛者外伤风邪也"。这说的都是感冒头痛即外感头痛。中医的经络学说认为，手三阳经由手到头，足三阳经由头到足。督脉位于头顶中线，所以把头叫做"诸阳之会"。足阳明胃经位于头部之前，主前头痛；足少阳胆经经过头的两侧，中医认为两侧头痛是少阳经经气不通引起的，所以也叫少阳头痛。解决方法：按揉法，按揉手上的偏头痛点300下。通常是左边头痛，按右手穴位，右边头痛，按左手穴位；刮痧法，从额头太阳穴，顺着耳后发际一直向下，沿着脖子、肩部，刮到肩井穴为止。头痛是临床上最常见的症状，病程缠绵，久治不愈者，称为顽固性头痛。顽固性头痛分有偏头痛性血管性头痛，非偏头痛性血管性头痛和神经性头痛等。偏头痛性血管性头痛是一种由于血管舒缩功能障碍引起的发作性头痛，可有视幻觉、偏盲等先兆，发作时常有恶心，呕吐等自主神经功能紊乱的表现。非偏头痛性血管性头痛多数由于脑血管扩张引起，呈现弥漫的、深在的、两侧性疼痛与跳痛，常为头部的震动和强烈摇动所加剧。

1. 攀膝

【原文】 一手前拓使急，一手发乳房，向后急挽之，不得努用力气，心开下散；迭互相换手三七。始将两手攀膝头，急捉身向后极势，三七。去腕闷疼、风府、云门气散。

【证候】 风气候。

【功用】 补益肺气，理气祛风。

【动作】 ①取蹲坐或站立姿势，两臂自然下垂（图4-130）；②左臂向前抬起，立掌，掌根向左前方用力，同时右手上抬至约与乳房同高，右肘关节向右后方用力，右手五指弯曲勾回（图4-131），略停顿，再做右侧的动作（图4-132），一左一右为一次，共做21次；③蹲坐姿势，两手抚按在膝关节上，手用力向回拉，头后仰，上身后伸展（图4-133），略停顿，放松，再重复伸背的动作21次。

【按语】 ①立掌的方法是由中指引领立起，五指并拢，掌根外撑，掌心外吐。立掌时气劲达于掌指，也称为须弥掌。须弥一词取自传统文化中"须弥山"，须弥形容高大，而须弥掌发劲洪大，势如须弥，所以取名"须弥掌"。②手臂的伸展、须弥掌的运用，可以促进手三阴、三阳经络气脉的交会与流注，有效地预防指、腕、臂、肩、颈等部位的疾患。

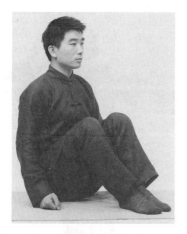

图 4-130

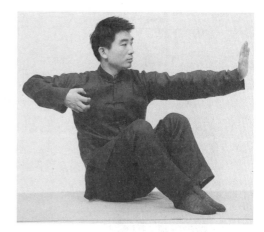

图 4-131

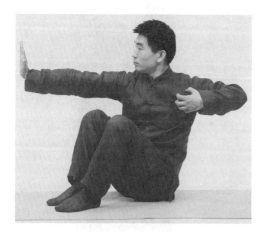

图 4-132

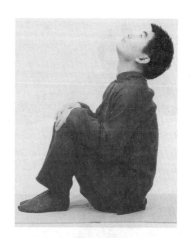

图 4-133

2. 拓颐

【原文】 一手拓颐，向上极势，一手向后长舒急努，四方显手掌，一时俱极势，四七。左右换手皆然。拓颐手两向共头歁侧，转身二七。去臂髆头风，眠睡。

【证候】 头面风候、嗜眠候。

【功用】 升阳祛风，提神醒脑，止头肩痛。

【动作】 ①站立姿势，两臂自然下垂；②左手掌心向上，托住下巴，并用力向上（图 4-134），右手向后伸展，至约与肩相平的高度，五指分开（图 4-135），手内外旋转，收回，做右侧动作（图 4-136），一左一右为一次，共 28 次；③两手托住两腮，头向左转动（图 4-137），同时腰背左转，收回，做右侧动作，共 14 次。

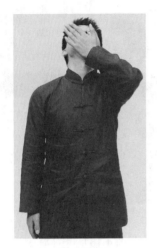
图 4-134

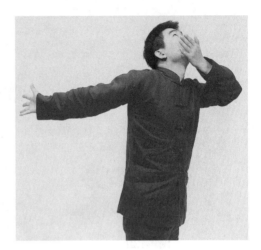
图 4-135

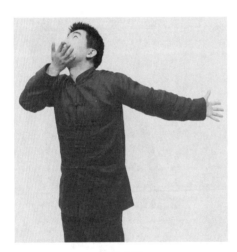
图 4-136

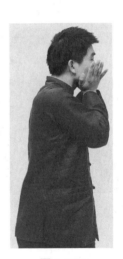
图 4-137

【按语】 ①头面风俗称头风、头痛，主要症状是头面多汗、恶风、头痛；②本导引法包括了头部向上下左右四个方向的运动，对改善头部气血有重要作用，配合手掌的转动，可以生发阳气、扶正祛邪，对于头面风、困倦有较好的作用。

3. 掩耳

【原文】 解发东向坐，握固，不息一通，举手左右导引，手掩两耳。治头风，令发不白。以手复挕头五，通脉也。

【证候】 头面风候、白发候。

【功用】 活血通脉，祛风止痛，乌发。

【动作】 ①面向东方，坐姿，两手握固，调匀呼吸（图 4-138）；②两臂经体侧上举，抻拉两胁肋（图4-139），手下落，掌心捂住耳朵（图4-140），身体向左侧弯（图4-141），再向右侧弯（图4-142）；③两手松开，用手指梳头。

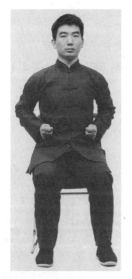
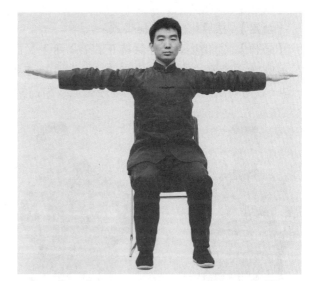

图 4-138　　　　　　　　　　　　图 4-139

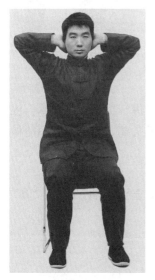
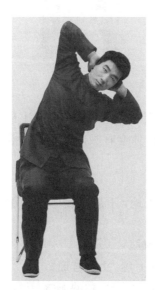
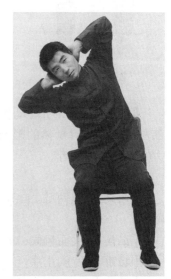

图 4-140　　　　　　　　图 4-141　　　　　　　　图 4-142

【按语】　耳是五官之一，主要功能是听觉。人们平时太过追逐外界的声色，而忽略了对人体内景的倾听。"掩耳"是指用手捂住耳朵，要习练者倾听于内，去体察我们体内气机的生化运行。

4. 倾头

【原文】 端坐伸腰，左右倾头，闭目，以鼻内气，自极，七息止。除头风。

【证候】 头面风候。

【功用】 祛风止痛，梳利头颈。

【动作】 ①坐姿，上身保持正直；②两手叉腰，大拇指在后轻轻点按腰部（图4-143）；③头部向左侧弯（图4-144），停顿3～5秒，还原，向右侧弯（图4-145），一左一右为一次，重复7次。④轻轻闭上双眼，体会呼吸，放松身心。

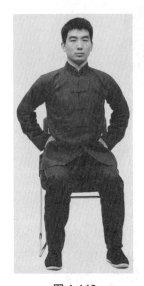 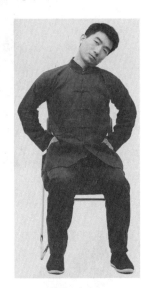 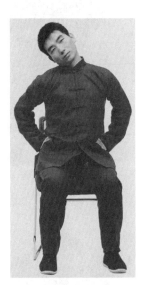

图 4-143   图 4-144   图 4-145

【按语】 本导引法动作简单，在端坐的基础上闭目进行锻炼，重点体会头部左右侧弯时对身体的影响，体会呼吸的配合。适合于头痛、头晕较重不能做大幅度锻炼的患者。

5. 抱两膝

【原文】 抱两膝、自弃于地，不息八通。治胸中上至头诸病，耳、目、鼻、喉痛。

【证候】 头面风候、虚劳候。

【功用】 宽胸止痛，清利上焦，止五官痛。

【动作】 ①两腿平伸，上身正直；②两膝关节弯曲，两手抱住两膝关节，臀部着地（图4-146）；③低头（图4-147），身体向前，向后大幅度摇动（图4-148），再向左右两侧摇动（图4-149），共8次。

【按语】 本导引法松紧结合，抱两膝关节属于内收，紧张。并在此基础上身体自如地摇动，松紧结合，可以调畅气机。本式动作和瑜伽姿势有类似之处。

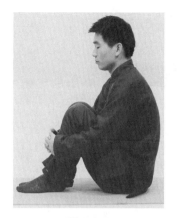

图 4-146

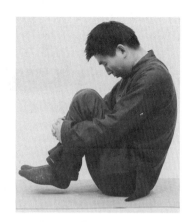

图 4-147

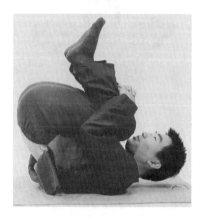

图 4-148

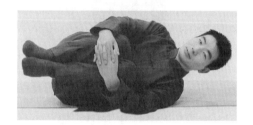

图 4-149

6. 叉手挽头

【原文】 叉两手头后，极势，振摇二七；手掌翻覆安之，二七；头欲得向后仰之，一时一势，欲得欹斜四角，急挽之三七。去头掖髀肘风。

【证候】 头面风候。

【功用】 祛风舒筋，止痛。

【动作】 ①站立姿势；②两手侧平举（图 4-150），继续向上时肘关节弯曲，两手十指交叉，按于头后（图 4-151），手掌位置不动，两肘关节向前后振摇 14次；③手掌用力向前按头部，头颈部保持姿势，一松一紧共 14次；④头向后仰，头部向左 - 前 - 右 - 后转动（图 4-152），手与头向相反的方向用力 21次；⑤手臂经侧平举还原。

【按语】 本导引法重点在于头项上肢，叉手按头后，头后仰并且向四角倾侧。该动作力度较大，可以起到疏散肩肘头面风邪的作用。

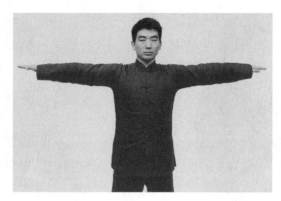

图 4-150

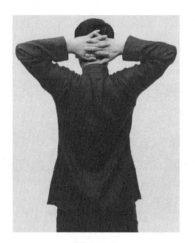

图 4-151

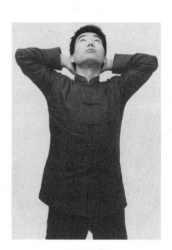

图 4-152

第十节　风头眩候导引法

因风邪引起头眩晕的人，是由于血气虚弱，风邪入脑所致，从而引起眼睛的疾病。五脏六腑的精气，皆都向上到眼部，血气与脉并于脑，后从脖子出来。身体虚弱，导致风邪入脑损伤大脑，使眼睛出现疾病，最终导致眩。遇到这种因风邪导致的头目眩晕，可以用中医导引的方法缓解症状。《灵枢·大惑论》载"故邪中于项，因逢其身之虚……入于脑则脑转。脑转则引目系急，目系急则目眩以转矣"。《医碥·眩晕》曰："痰涎随风火上壅，浊阴干于清阳也，故头风眩晕者多痰涎。"眩晕一证，致病因素以内伤为主，但也不可忽视外感致病因素，临床上每遇外感致眩，或素有眩晕又招致外邪，此眩晕更甚。若徒从内伤辨治眩晕，非但眩晕未能治愈，反致闭门留寇，眩晕愈治愈甚。《黄帝内经》云"伏其所主，先其所因"。做到"审证求因，辨证论治"。一般中医在分析疾病病因时，首先要弄清是外感还是内伤。尽管眩晕一证多数属于内伤，现在教科书中也未谈及外感病因及辨证类型，但仍然要遵循《素问·至真要大论》所指示的"谨守病机，各司其属，有者求之，无者求之，盛者责之，虚者责之"精神，严格区分有邪与无邪。一般说来，有邪当先祛邪，倘若有邪不祛，徒治内伤，不但眩晕未愈，恐他病丛生，甚至变成坏证，这点是临床医生值得注意的。

内伤所致眩晕较为多见，或因于素体阳盛；或因于七情所伤，如忧郁、恼怒太过；或因于饮食不节，肥甘厚味太过；或因于忧思劳倦、劳役太过；或因于先天禀赋不足，年老肾虚；或因于久病不愈、房事不节；或因于跌仆坠损、头受外伤，诸种因素，皆可导致眩晕。临床所见以肝阳上亢、气血虚损以及痰浊中阻为主。古人所云"诸风掉眩，皆属于肝""无痰不作眩""无虚不作眩"等，均是临床实践经验的总结。病变以肝、脾、肾三脏受损为重点，三脏之中，又以肝脏为主。

西医学临床上针对此类患者的治疗采用以调节自主神经功能、改善内耳微循环以及解除迷路积水为主的药物综合治疗或手术治疗。对症药物大多采用前庭神经抑制剂、抗胆碱能药、血管扩张药以及钙离子拮抗剂，而利尿脱水药如依他尼酸和呋塞米等因有耳毒性则不宜采用。

1. 倒悬

【原文】　以两手承辘轳，倒悬，令脚反在其上元。愈头眩风癫。坐地，舒两脚，以绳靬之，大绳靬讫，拖辘轳上来下去，以两手挽绳，使脚上头下，使离地，自极，十二通。愈头眩风癫。久行，身卧空中，而不堕落。

【证候】　风头眩候、风癫候。

【功用】　祛风定眩，止痛轻身。

【动作】　①平坐在垫子上（图4-153）；②两手用力，两腿抬起，继续用力，使脚在上，头在下（图4-154），倒悬一会儿，两手逐渐放松，身体还原，重复12次。

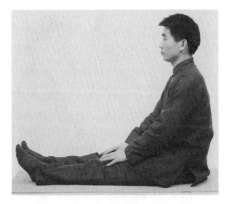
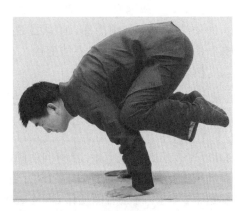

图4-153　　　　　　　　　　　　　图4-154

【按语】 可以采用升降床或墙壁来调节倒立的幅度。西方也有通过倒立来缓解某些疾病或症状的方法。

2. 攀项

【原文】 坐地,交叉两脚,以两手从曲脚中入,低头,叉手项上。治久寒不能自温,耳不闻声。

【证候】 风头眩候。

【功用】 温阳散寒,补虚,聪耳。

【动作】 ①两脚平伸,坐在垫子上(图4-155);②两脚交叉,两膝关节弯曲,两手分别从左右膝关节外侧向内伸,用力低头,两手攀住项部(图4-156);③动作略停后,两手松开,重复3~5次。

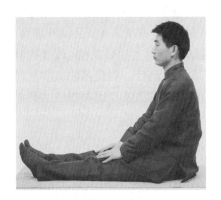
图 4-155

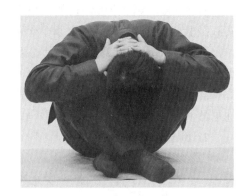
图 4-156

【按语】 该动作幅度较大,根据自身情况,要循序渐进,不必勉强,不强求两脚交叉。两手拉住项部,也可以起到一定效果。

3. 脚近项

【原文】 脚着项上,不息十二通。愈大寒不觉暖热,久顽冷患,耳聋目眩病。久行即成法。法身五六,不能变也。

【证候】 风头眩候。

【功用】 回阳散寒,聪耳明目,祛风定眩。

【动作】 ①两腿平伸,上身正直(图4-157);②左腿缓缓上抬,上身向前倾,左踝关节上抬,至头后项部(图4-158);③左腿放下,伸平,再做右侧动作(图4-159);④根据实际情况,重复12次。

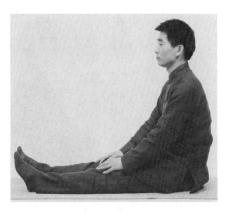
图 4-157

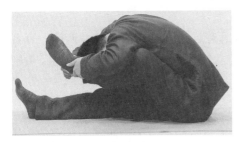

图 4-158

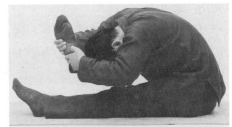

图 4-159

【按语】 因为能达到脚着项上不是一日之功，所以本式以脚近项来命名。

4. 引项

【原文】 低头，不息六通。治耳聋，目癫眩，咽喉不利。

【证候】 风头眩候。

【功用】 聪耳明目，祛风定眩，利咽喉。

【动作】 ①坐位或站立姿势；②缓缓低头，下巴靠近颈前（图 4-160）；③调整呼吸，缓缓吸气后稍停顿，再呼气，如此重复 6 个呼吸；④头还原，呼吸匀细柔长（图 4-161），再次低头，采用闭气的方法。

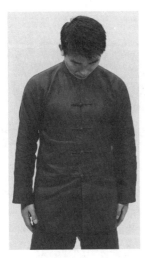

图 4-160

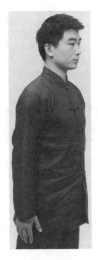

图 4-161

【按语】 本导引法是低头行气，低头有利于背部督脉、膀胱经气血运行。低头可以引气至头，可以与前两式"攀项、脚近项"相互参考。本式动作简单，前两式动作难度大，具体练习顺序可以根据需要调整。

5. 婴儿式

【原文】 伏,前,侧牢,不息六通。愈耳聋目眩,随左右聋伏,并两膝。耳着地牢,强意多用力,至大极,愈耳聋目眩病。久行不已,耳闻十方;亦能倒,头则不眩也。

【证候】 风头眩候。

【功用】 聪耳明目,祛风定眩。

【动作】 ①取跪坐姿势(图4-162);②上身用力向前俯身,前额贴近地面,臀部尽量不离开两脚跟(图4-163);③头向左转,用右耳朵紧紧贴近地面,注意力集中在右耳朵(图4-164);④头向右转,用左耳朵贴近地面,注意力集中在左耳,仔细倾听感受。

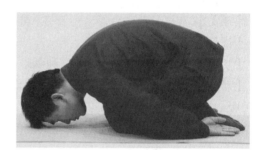

图 4-163

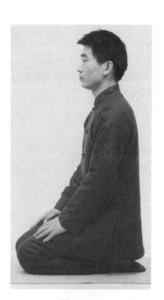

图 4-162

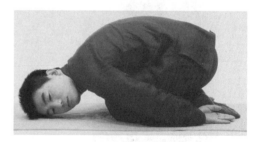

图 4-164

【按语】 治疗风眩的导引法,动静都有,坐姿,站姿,跪坐,倒立等不同姿势,是一大套方法。锻炼的时候需要注意根据患者的实际情况进行选择,难度从小到大,速度由慢到快。风眩比较难痊愈,所以需要采用不同强度,不同难度的导引法去治疗。

第十一节　风癫候、风邪候导引法

根据证候相关性和导引法的特点,本节论述风癫候、风邪候两个证候。

风癫候即癫痫，俗称为羊痫风。《难经·二十难》云"重阴者癫"，这里加以发挥，认为癫痫是"由血气虚，风邪入于阴经"所致。关于血气虚和阴经，文中指出："心虚而精神离散，魂魄妄行"，说明疾病本在于心、肝、肺三脏和少厥、厥阴、太阴三阴经，颇有临床意义。同时还指出，这种病有时是先天遗传。其病发作，责之于风邪；发时主证为突然仆地，口吐涎沫，无所知觉，很符合临床所见。《杂病广要·癫狂》云："如《素问》云癫疾欲走呼之类，别是一义，而后世或以癫为失心，殆非是也。癫与痫不过大人小儿之别，而痫字倘用之大人，则亦即癫已。盖癫狂二病，虽其因相近，但其状有异，治方亦相出入。故今析其证，而仍并为一门，学人宜互通酌耳。"

风癫候的先天原因有：①孕妇失调养。《素问·奇病论》指出："此得之在母腹中时，其母有所大惊，气上而不下，精气并居，故令子发为巅疾也。"《活幼心书·痫证》认为："胎痫者，或未产前腹中被惊，或因母食酸咸过多，或为七情所泊，致伤胎气，儿生百日内有者是也。"②胎儿发育不全。《备急千金方·惊痫》指出："新生即痫者，是其五脏不收敛，血气不聚，五脉不流，骨枯不成也，多不全育。"后天原因有：①七情失调，如《景岳全书·癫狂痴呆》指出小儿痫证"有从胎气而得者，有从生后受惊而得者，盖小儿神气尚弱，惊则肝胆夺气而神不守舍，舍空则正气不能主而痰邪足以乱之"；②脑外伤，可因产伤或跌仆撞击引起；③其他原因，如六淫外邪、饮食不节、劳累过度或患他病之后可致脏腑受损发为痫证。

风邪候是指人受了风气导致的证候。人以身内血气为正，外风气为邪。如果其居住的地方失宜，饮食不节，导致腑脏内损，血气外虚，就易被风邪所伤。病有五邪：一是中风，二是伤暑，三是饮食劳倦，四是中寒，五是中湿。《素问·风论》中说风邪是五邪之首，他致病最急，变化最多、最速。《医方考·中风方论》中说风病得天之象，发病比较急。《圣济总录》论中说中风邪的人是由于腑脏虚而心气不足引起的。人以气血营卫为正，以风气外至为邪。腑脏虚，所以心气不足，风邪乘虚而入。风邪的病因是由于风邪内犯，或者肝火过亢，化而生风感受风邪。风邪病机分外风病机和内风病机。外风病机包括：①风伤卫表；②风袭筋骨；③风中经络；④风中脏腑。内风病机包括：①肝阳化风；②热极生风；③阴虚风动；④血虚生风；⑤血热动风。

1. 反望

【原文】　还向反望，侧望，不息七通，治咳逆，胸中病，寒热癫疾，喉不利，咽干咽塞。

【证候】　风癫候、咳逆候。

【功用】　止咳降逆，理气宽胸，平调寒热，利咽喉。

【动作】　①站立姿势；②头水平左转，向左后方看（图4-165），转向正前方，再水平右转，目视右后方（图4-166），头转正，重复七次；③用力仰头，挺胸塌腰（图4-167），还原，重复7次。

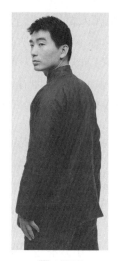
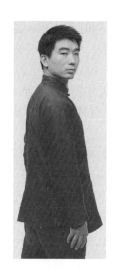
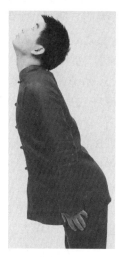

图4-165　　　　　　　　　图4-166　　　　　　　　　图4-167

【按语】　①风癫即癫痫，与遗传因素、风邪密切相关；②导引法应该在未发作时进行，具体动作是头部和脊柱的运动，疏通上部经脉，增强对转动的适应能力，配合吐纳方法，培补正气，既可以用于癫痫，也可以调节寒热，降气止咳。

2. 转动

【原文】　脾主土，土暖如人肉，始得发汗，去风冷邪气。若腹内有气胀，先须暖足，摩脐上下并气海，不限遍数，多为佳；如得左回右转三七。和气如用，要用身内一百一十三法，回转三百六十骨节，动脉摇筋，气血布泽，二十四气和润，脏腑均调。和气在用，头动转摇振。手气向上，心气则下，分明知去知来。莫问平手、欹腰、转身、摩气、屈蹙回动尽，心气放散，送至涌泉，一一不失气之行度，用之有益，不解悟者，疑如气乱。

【证候】　风邪候、腹胀候。

【功用】　温运中阳，解表发汗，理气消胀。

【动作】　①站立姿势，足部保持温暖；②两手重叠按于腹部，沿顺时针方向揉腹部，幅度由小到大，力度由轻到重（图4-168），21圈之后，再反方向揉腹部21圈，体会到腹部温暖，咕咕作响，甚至微微汗出为度；③揉腹部之后，腰部向左转，头颈也左转，拧腰转头（图4-169），再向右转；④两手上托，掌根用力（图4-170），再下按（图4-171），体会上下通畅。

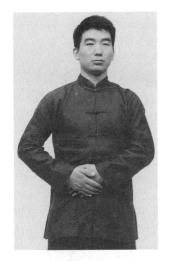

图 4-168

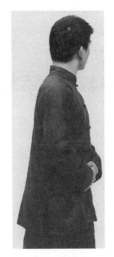

图 4-169

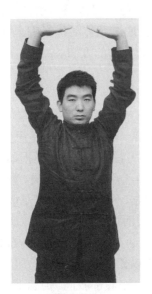

图 4-170

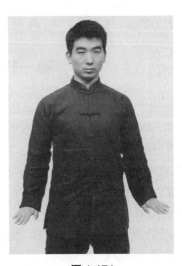

图 4-171

　　【按语】　本导引法动作较多，作用主要体现在解表和温运中阳两个方面。第一段重在解表，以祛除风冷邪气。第二段重在健脾温阳，动作包括转腰、屈伸、摩运等，做导引法时，需要"知去知来"，对注意力提出了明确要求。

第五章
虚劳病诸候导引法

虚劳病共有 75 个证候，其中记载导引法的有 10 个证候，包括虚劳候、虚劳寒冷候、虚劳少气候、虚劳里急候、虚劳体痛候、虚劳口干燥候、虚劳膝冷候、虚劳阴痛候、虚劳阴下痒湿候、风虚劳候，共 40 条导引法。这些导引法，部分与风病候重复，在相关动作涉及证候中已经标明，本节不再重复。涉及导引法的证候是虚劳病中的重要证候，通过对这些导引法的研究，可以将导引法灵活运用于虚劳病其他证候。本节导引法总的特点是重视通过肢体动作影响人体脏腑，如振肘、摩腹、捧膝等动作；注重保护人体阴液，如吞津的方法。

第一节　虚劳候导引法

虚劳病，包括五劳、六极、七伤。所谓五劳，第一是志劳，第二是思劳，第三是心劳，第四是忧劳，第五是瘦劳。还有一种分类方法，是以五脏虚损而分为五劳，即：肺劳，表现为呼吸短促，上气不接下气，面部浮肿，嗅觉失灵，鼻子闻不出香臭气味；肝劳，面部枯干，面色发黑，口苦，神志不得安宁，恐惧不敢独自睡觉，视力减退，看不清东西；心劳，心中不爽，空虚而恍惚不安，记忆力减退，大便干结难解，有时又会出现泄泻，大便如鸭屎，口舌生疮；脾劳，舌根部僵硬不柔和，影响唾液的吞咽；肾劳，腰背牵强不利，难以俯仰，小便不利，尿色黄赤，尿后余沥不尽，尿道内疼痛，阴囊部潮湿并且生疮，小腹部胀满，拘急不舒。

所谓六极，第一是气极，体内正气亏虚，五脏精血不足，邪气多而正气少，所以患者精神萎靡，不想说话；第二是血极，患者面无血色，眉毛、头发脱落，神思恍惚，记忆力减退；第三是筋极，患者经常出现抽筋症状，十指爪甲疼痛，身体感到非常疲倦，不能长时间站立；第四是骨极，患者两腿酸痛，经常为牙痛所苦，手足烦热疼痛，连站立也感到困难，整天不想动；第五是肌极，患者肌肉消瘦，色泽枯萎憔悴，能食但却不长肉；第六是精极，患者言语不能接续，上气不接下气，体内正气非常虚弱，五脏精气不足，毛发脱落，情绪悲伤，记忆力减退，容易忘事。

七伤，一是指阴寒，即前阴部寒冷；二是指阴痿，即阴茎不能勃起；三是指里急，即小腹拘急；四是指精连连，即经常遗精，滑精；五是指精少、阴下湿，即精液不足，阴囊部潮湿；六是指精清，即精液稀薄清冷；七是指小便苦数，临事不卒，即肾虚尿频，房事出现阳痿或早泄。七伤除上述外，还有按照脏腑身形所伤而分类的。如：第一是大饱伤脾，脾伤则经常嗳气，体乏，嗜睡，面色萎黄。二是大怒气逆伤肝，肝伤则血少，血少则目无所养，两眼昏暗，视物不清。三是强力举重，久坐湿地伤肾，肾伤则精气虚少，腰背酸痛，四肢厥冷，腰以下更冷。四是受寒饮冷伤肺，肺伤则见呼吸短促，咳嗽和鼻塞不通等症。五是忧愁思虑伤心，心伤则神志不宁，常见易惊、喜忘、善怒等症。六是风雨寒暑伤形，形体受伤则毛发肌肤缺乏营养，枯干失于润泽。七是大恐惧不节伤志，志伤则精神恍惚，情绪忧郁。

诊察患者脉象，若男子外形虽如常人，但其脉大而无力，便是虚劳的脉象。如果脉来极虚，重按即无，也是虚劳的脉象。男子患虚劳病，脉见浮大，为阴虚阳浮，易见手足烦热，春夏病情加重，秋冬较轻，即所谓"能冬不能夏"。同时，虚劳病可见阴部发凉，遗精，肢体疼痛而发酸等症状。假如寸口脉浮而迟，则浮为虚，迟为劳，虚则卫气不足，劳则营气内竭，是营卫气血俱伤。如脉来弦直而上逆，是虚劳病的脉象。如脉涩而无阳脉，则是肾气衰少。如寸关脉涩，则为气血亏损，再见四肢逆冷，便为正气大虚。总之，脉浮微缓者，都为虚象，若缓而兼大者，便为虚劳。脉来微濡相兼，微为正气虚，濡为阳不足，是五劳的脉象，若微弱相兼，是正气虚损，属七伤之脉。

虚劳涉及的内容很广，可以说是中医内科中范围最广的一个病证。凡禀赋不足，后天失养，病久体虚，积劳内伤，久虚不复等所致的多种以脏腑气血阴阳亏损为主要表现的病证，均属于本病证的范围。西医学中多个系统的多种慢性消耗性疾病，出现类似虚劳的临床表现时，均可参照本病。

1. 搂肘

【原文】　两手拓两颊，手不动，搂肘使急，腰内亦然，住定。放两肘头向外，肘髃腰气散尽势，大闷始起，来去七通，去肘臂劳。

【证候】　虚劳候、喉痹候。

【功用】　补益虚劳，松肩展臂，除喉痹。

【动作】　①站立姿势；②两手由体侧抬起，经侧平举（图5-1），两手掌推按两脸颊，两肘尖引领，两臂向前靠拢（图5-2），弯腰，拉伸腰部（图5-3），停顿3～5秒；③起身，两肩外展，两肘尖用力向两侧打开（图5-4），停顿3～5秒，重复以上动作7次。

【按语】　本导引法重点针对虚劳病的肘臂劳。"拓两颊，搂肘"可以导引气血直达病所，放开两肘散气，给邪气以适当出路。

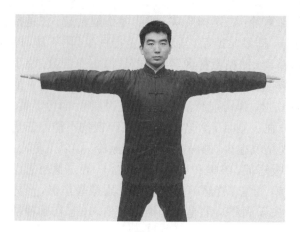

图 5-1

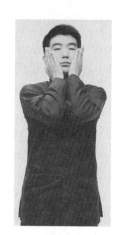

图 5-2

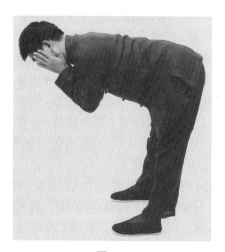

图 5-3

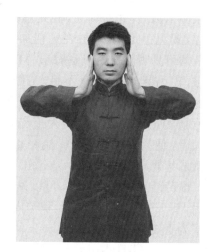

图 5-4

2. 振肘

【原文】 两手抱两乳，急努，前后振摇，极势，二七。手不动，摇两肘头上下来去三七。去两肘内劳损，散心向下，众血脉遍身流布，无有壅滞。

【证候】 虚劳候。

【功用】 补虚除劳，理气活血。

【动作】 ①站立姿势；②两手由体侧抬起，成侧平举，肘关节弯曲，两手分别推按在左右乳房两侧（图 5-5）；③两肘关节同时向前、向后（图 5-6），反复振摇 14 次；④两肘再向上，向下运动，重复 21 次。

【按语】 本导引法重点在于两肘关节和肩胛骨，前后上下活动，能起到扩胸展体，增强肺主气的功能。气为血之帅，气行则血行，可以补虚除劳。

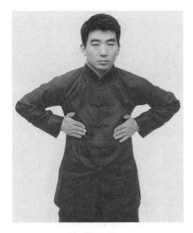
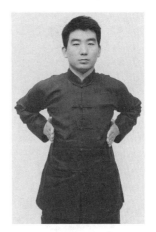

图 5-5　　　　　　　　　　　　　　图 5-6

3. 旋脊

【原文】　两足跟相对，坐上，两足指向外扒；两膝头拄席，两向外扒使急；始长舒两手，两向取势，一一皆急，三七。去五劳、腰脊膝疼，伤冷脾痹。

【证候】　虚劳候。

【功用】　补益虚劳，强壮腰膝，祛寒除痹。

【动作】　①跪坐，两脚跟相对，脚趾向外（图5-7）；②两臂由体侧抬起，成一字（图5-8），腰部向左旋转，到最大幅度，颈椎向左旋转，左手放在腰部，右手放在左肩（图5-9）；③两臂打开，腰部转正，再向右侧旋转至最大幅度（图5-10），动作与左侧相同；④两臂打开，腰部转正，重复21次。

【按语】　本式动作可以加强脊柱伸展功能，有效矫正脊柱变形，防治颈椎、腰椎疾患。伸展胸腹，拔伸背脊，使任督二脉气血调畅，促进全身阴阳气血平衡。

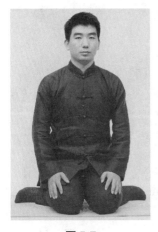
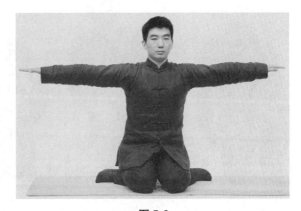

图 5-7　　　　　　　　　　　　　　图 5-8

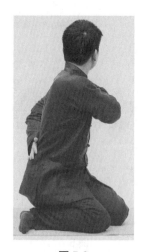
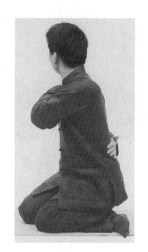

图 5-9 　　　　　　　　　　　　　　　　图 5-10

4. 卷足

【原文】　跪一足。坐上，两手髀内卷足，努踹向下。身外扒，一时取势。向心来去，二七。左右亦然。去五劳，足臂疼闷，膝冷阴冷。

【证候】　虚劳候、虚劳膝冷候。

【功用】　补益虚劳，祛寒止痛，舒展四肢。

【动作】　①左腿跪坐，两臂自然下垂（图 5-11）；②两手从右腿下面十指交叉，右腿膝关节弯曲，两手用力向上，右脚跟保持贴地，右足趾向上翘起（图 5-12）；③身体向右旋转，头颈右旋（图 5-13）；④身体转正，换成右腿跪坐的姿势，两手从左腿下面交叉，左腿弯曲，身体向左旋转至极限（图 5-14），再放松转正；⑤重复左右旋脊的动作 14 次。

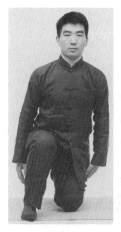
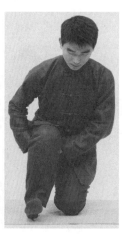
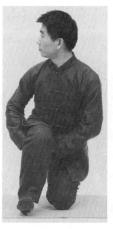
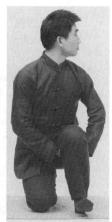

图 5-11 　　　　图 5-12 　　　　图 5-13 　　　　图 5-14

【按语】 本导引法取一足跪姿，将锻炼的重点放在单腿，可以集中力量；上身旋转，可以沟通上下，治疗五劳和下肢冷痛。

5. 捧膝

【原文】 两足相蹹，向阴端急蹙，将两手捧膝头，两向极势，捧之二七，竟。身侧两向取势，二七。前后努腰七。去心劳，痔病，膝冷。调和未损尽时，须言语不瞋喜。

【证候】 虚劳候、诸痔候。

【功用】 补心安神，散寒补虚，除痔疮。

【动作】 ①平坐于垫子上，身体放松（图 5-15）；②两腿内收，足底相对，两足跟向会阴部位靠拢（图 5-16）；③左右手分别按住左右膝关节，用力下按、放松，重复 14 次；④保持按压膝关节的姿势，身体向左侧弯（图 5-17），再向右侧弯（图 5-18），共 14 次；⑤上身前俯，头部靠近垫子（图 5-19），再向后仰，重复 14 次。

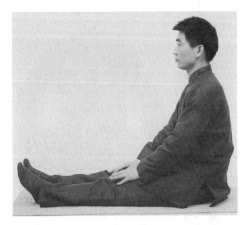

图 5-15

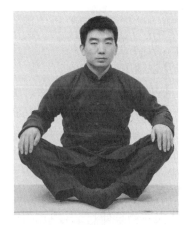

图 5-16

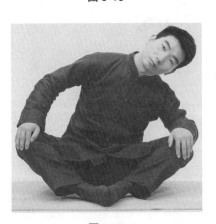

图 5-17

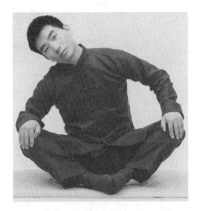

图 5-18

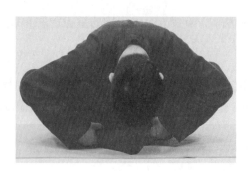

图 5-19

【按语】 本动作重视对膝关节的保护，并提示了锻炼注意事项：不要过度情绪波动。

6. 偏跏努膝

【原文】 偏跏两手抱膝头努膝向外，身手膝各两向极势。挽之三七。左右亦然。头须左右仰扒，去背急臂劳。

【证候】 虚劳候。

【功用】 补益虚劳，除臂劳损。

【动作】 ①采用单盘的姿势，左足置于右侧大腿上（图5-20）；②两手抱住右膝关节，保持膝关节不动，身体向左侧弯（图5-21），到达极限，再放松，重复21次；③采用右足置于左腿上的单盘姿势，两手抱住左膝关节，保持左膝关节不动，身体向右侧拉伸（图5-22），再放松，重复21次。

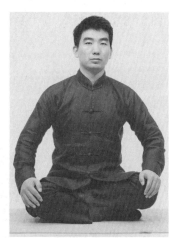

图 5-20

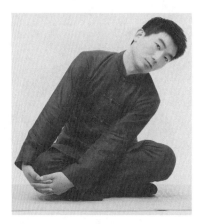

图 5-21

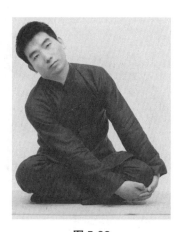

图 5-22

【按语】 本导引法在单盘的基础上向左右"侧倾"。身体适度的侧倾可以调节脊柱的功能，伸展胁肋部位，条达和舒畅肝气。同时，身体侧倾，有利于协调我们的身体和精神。

7. 绽放

【原文】 两足相踏，令足掌合也。蹙足极势，两手长舒，掌相向脑项之后，兼至髀，相挽向头髀，手向席，来去七；仰手七，合手七，始两手角上极势。腰正，足不动。去五劳七伤，脐下冷暖不和，数用之，常和调适。

【证候】 虚劳候。

【功用】 治疗劳伤，通畅腹部。

【动作】 ①两脚伸平，平坐于地（图5-23）；②两膝关节弯曲，足掌相对，足跟靠近会阴部位（图5-24）；③两手臂侧起，经侧平举，向上划弧，两手十指交叉，置于后脑勺部位（图5-25）；④两手用力下按，弯腰，头部靠近地面（图5-26），停顿3～5秒，上身直起，重复前俯身的动作7次；两手掌根相对，仰掌，两手十指交叉相合，七次；⑤保持两手十指交叉，两手臂用力向上伸展，掌心向上（图5-27），两手打开，向左右侧上方伸展。好像两个角，再交叉上撑，如此重复7次。

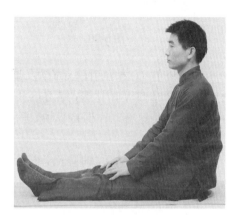

图 5-23

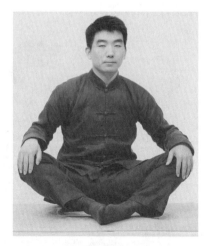

图 5-24

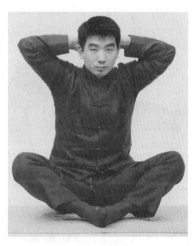

图 5-25

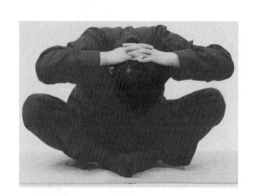

图 5-26

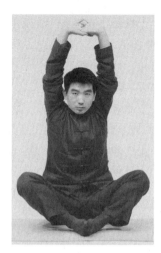

图 5-27

【按语】 ①本导引法对脊柱、胸、腹都有伸展作用。两掌上举时如人与天合一，下降时似天降甘露，练习日久，沐浴身心可疏通任督二脉；②在练习过程中，心情也要随着动作保持喜悦、平和。

8. 蛇式

【原文】 蛇行气，曲卧已，正身，复起，踞，闭目，随气所在向之，不息十二通。少食裁通肠，服气为食，以舐为浆。春出冬藏，不财不养，以治五劳七伤。

【证候】 虚劳候。

【功用】 通畅脘腹，治疗劳伤。

【动作】 ①侧卧，膝关节弯曲，调匀呼吸（图 5-28）；②转成仰卧的姿势（图 5-29）；③起身，踞坐（图 5-30），两目微微合拢，进行调息。

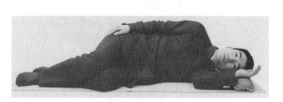

图 5-28

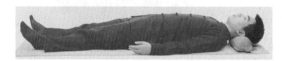

图 5-29

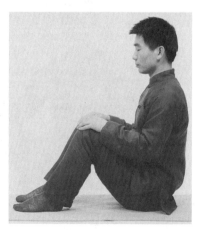

图 5-30

【按语】 本式蕴含了仿生的思想，在古文献中可以找到诸多仿生导引的痕迹。

9. 摇臂

【原文】 虾蟆行气，正坐，自动摇两臂，不息十二通。以治五劳七伤，水肿之病也。

【证候】 虚劳候、水肿候。

【功用】 补益虚劳，利水消肿。

【动作】 ①采用正坐姿势，两臂自然下垂（图 5-31）；②两臂向前抬起，至与肩平，继续向上，手指尖向上用力拉伸（图 5-32）；③两手下按在体侧髋旁；④重复②、③动作 12 次。

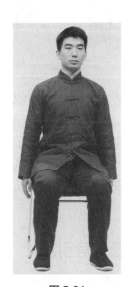

图 5-31

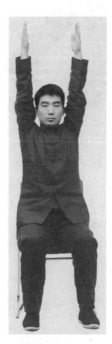

图 5-32

【按语】 本导引法与前一条蛇式都属于仿生导引，蛇式偏于动，本式重在静。动作简单，更容易配合呼吸，体会行气的作用。

10. 转足

【原文】 外转两足，十遍引。去心腹诸劳。内转两足，十遍引，去身一切诸劳疾疹。外转两脚，平踏而坐，意努动膝节，令骨中鼓，挽向外十度，非转也。

【证候】 虚劳候。

【功用】 补益劳损，祛风消疹。

【动作】 ①站立姿势；②左脚向前踢出（图 5-33），大脚趾领动，带动踝关节转动（图 5-34），向外十圈，向内十圈。

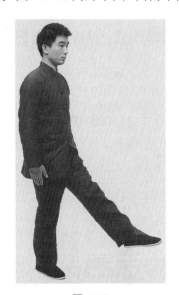

图 5-33

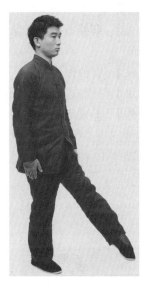

图 5-34

【按语】 足部被喻为人的第二心脏。足部是足三阴经、三阳经交汇之处，足踝部位又是奇经八脉中阴维脉、阳维脉、阴跷脉、阳跷脉的起始之处。同时，足踝做内转太极的关窍在脚外踝，外转太极的关窍在内踝附近上下二池穴，而内外上下二池主司阴跷脉、阳跷脉、阴维脉、阳维脉。所以足运太极式能够使足部、腿部血脉关窍得到锻炼，促进了心主血脉的功能。该动作对下肢冷痛可以起到缓解作用。

第二节　虚劳少气候、虚劳里急候导引法

虚劳即会肾气亏虚，蒸腾气化作用降低，冲脉之阴血则失于阳气推动、蒸腾而滋养作用减弱。冲脉是阴脉之海，起于肚脐之下的关元穴，理应沿腹部经络向上滋养至咽喉等部位。过劳导致脏腑内部出现虚损，肾阳失温，阴血难化，故腹部脏腑筋膜不得温养与滋润而拘急痉挛。上部三候的脉象（天候按两额动脉，人候按耳前动脉，地候按两颊动脉）微细，并且睡卧时出现牵引里急，心膈上有热的，会口干燥渴。寸口脉浮取为弦脉，即示人体下部急苦；寸口脉沉取为弦脉，即示腹部拘急不适。弦脉为胃气虚弱之象，不能吃饱，一旦觉得饱了腹部就会剧烈疼痛难以呼吸。脉象寸部微、关部实、尺部弦紧的患者，少腹和腰背及以下拘急疼痛，形体畏寒，并且身心烦躁。

1. 吞津

【原文】　人能终日不涕唾，随有漱漏咽之。若恒含枣核而咽之，令人受气生津，此大要也。

【证候】　虚劳少气候。

【功用】　益气生津。

【动作】　①姿势不拘；②舌尖放平，轻轻贴住上牙龈，好像嘴里含着一个枣核（图5-35）；③待唾液不断生成之后，好像漱口一样地鼓漱（图5-36），然后分成3次咽下。

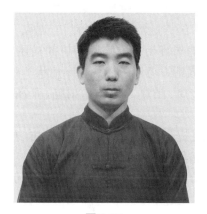 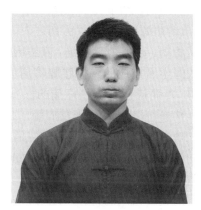

图 5-35　　　　　　　　　　　　　　　　图 5-36

【按语】　若应该理解为好像，易筋经口诀中"肾齿六枚如咬物"也是这个含义，当左右磨牙好像咬住一个枣核的状态时，津液分泌最为旺盛。

2. 摩腹

【原文】　正偃卧，以口徐徐内气，以鼻出之。除里急饱食。后小咽气数十，令温中。若气寒者，使人干呕腹痛，从口内气七十所，咽，即大填腹内，除邪气，补正气也。后小咽气数十，两手相摩，令极热，以摩腹，令气下。

【证候】　虚劳里急候、腹痛候。

【功用】　补虚缓急，扶正祛邪，温中散寒。

【动作】　①仰卧位，口吸鼻呼，呼吸调匀（图5-37）；②用力振动腹部；③两手掌互相搓热（图5-38），按摩腹部。

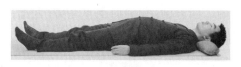 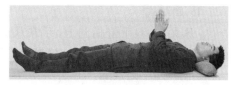

图 5-37　　　　　　　　　　　　　　　　图 5-38

【按语】　虚劳里急候是本虚标实，虚劳在先为本，因为饮食等因素导致腹痛干呕为标。本导引法肢体动作和自我按摩相结合，按摩腹部可以促进胃肠的蠕动，调整中焦、下焦气机。两手先摩热，手的热力可以通过腹部穴位向内传导，温运中阳。

第三节　虚劳体痛候导引法

虚劳病首见于《金匮要略》，在近代大多数中医文献中，虚劳的概念是多种原因所致的以脏腑亏损，气血阴阳不足为主要病机的多种慢性衰弱性证候的总称。《诸病源候论》说："劳伤之人，阴阳俱虚。经络脉涩，血气不利，若遇风邪与正气相搏，逢寒则身体痛，值热则皮肤痒。"即对虚劳体痛病因病机的描述，与现代医学所描述的慢性腰腿疼痛症状相似，常见于老年患者。临床症状多时轻时重，疼痛持续发生。疼痛的性质有钝痛、酸痛、胀痛、麻痛、放射痛、牵涉痛、持续性痛、间歇性痛、阵发痛等。

随着社会的进步，人们的生活水平也随之提高，人们对健康更加关注，对疾病的治疗也寻求更加多元、有效的方式。比起药物、手术，大家更愿意通过安全有效的无创性治疗方式达到预防、治疗疾病的目的，所以现在一些锻炼保健运动逐渐受到大众的青睐。近现代以来，以气功、健身气功、导引养生功和传统体育养生等命名的健身养生项目产生了较大的社会影响。除了导引法治疗虚劳体痛，中医还有许多其他治疗虚劳体痛的安全有效的方式，如饮食、针灸等。例如体虚受风引起的手脚四肢收紧、挛急疼痛，食欲下降、浑身疼痛等，可服用鳖甲柴胡汤。当然，虚劳体虚的证型多种多样，具体方药要根据不同的证候辨证论治。体痛的食疗方也是简单有效，如粉葛生鱼汤：每次用粉葛250克洗净切成小块，生鱼一条去腮及内脏，加水适量共煲，鱼熟后放入姜丝、油盐调味，食鱼饮汤，每月或隔日1次。有舒筋活络、益气和血、解肌痛等功效，适用于劳力过度熬夜后的肌肉酸痛、颈肌胀痛者服用。

虚劳体痛是生活中的常见疾病，治疗方式也是多种多样。中医导引法经过几千年的传承优化，在体痛治疗方面，显示出安全有效、简便易习的优点，再结合针灸、食药等疗法，更值得临床上为体痛患者尝试应用。即使对于健康人，时常习练导引术，也不失为一种养生锻炼的好方法。

1. 肩肘式

【原文】　双手舒指向上，手掌从面向南。四方回之，屈肘上下尽势，四七；始放手向下垂之，向后双振，轻散气，二七；上下动两髀，二七。去身内、臂、肋疼闷。渐用之，则永除。

【证候】　虚劳体痛候。

【功用】　除肩臂痛，补益虚劳。

【动作】　①站立姿势；②两手向上穿掌，至两臂完全伸直，手掌掌心向前（图5-39），以中指为轴，向左后转动，至掌心向前（图5-40），再反方向转动，然后做手腕的屈伸动作；③保持立掌、掌心向上的姿势，屈肘，至两臂贴近两胁肋（图5-41），再上托（图5-42），如此重复28次；④两手两臂放松垂于体侧，两肩带动两臂向后振动14次（图5-43）；⑤两肩上抬，再放松沉肩14次。

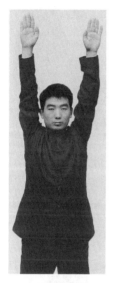
图 5-39

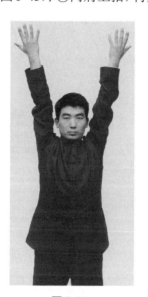
图 5-40

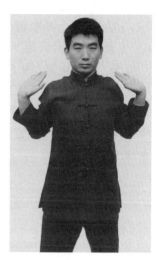
图 5-41

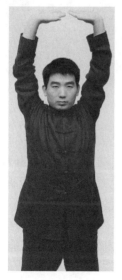
图 5-42

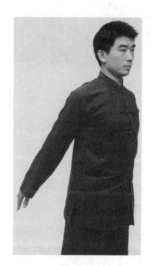
图 5-43

【按语】　虚劳体痛候是在虚劳的基础上感受外邪导致身体疼痛。本导引法对两肩臂、两胁肋全面的运动，可以流通气血，疏通经脉，通则不痛。经常练习，甚至可以达到疾病"永除"的作用。

2. 平坐攀足

【原文】　大跂坐，以两手捉两足五趾，自极，低头，不息九通。治颈、脊、腰、脚痛，劳疾。

【证候】　虚劳体痛候、腰痛候。

【功用】　止颈腰痛，补虚除劳。

【动作】　①采用平坐姿势，两腿分开放平，形似簸箕（图5-44）。②两手向前握住两足，上身前俯身，低头，头部靠近地面（图5-45）。③两手抓住两脚尖，脚尖向回勾，上身前起（图5-46）。如此重复9次。

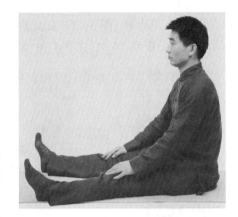

图 5-44

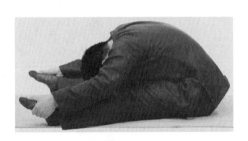

图 5-45

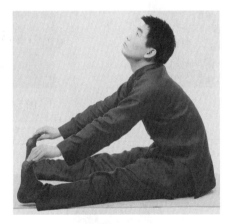

图 5-46

【按语】　①两手攀足，手足相接而阴阳相交、心肾相交；俯身拔脊、伸展腰腿，则可柔筋、健骨、壮腰、补肾、益肝。②人之衰老，首见于腰腿、肝肾，故此式久久行之，可以延缓衰老。许多传统导引法中皆有此式，其中如八段锦的两手攀足固肾腰、易筋经的掉尾势、十二段锦的俯身攀足式等，习练者可以互参共研。

3. 旋足

【原文】　偃卧，展两足趾右向，直两手身旁，鼻内气七息。除骨痛。

【证候】　虚劳体痛候、虚劳膝冷候。

【功用】　去除骨痛，补益虚劳。

【动作】　①取仰卧位，两臂置于身体两侧（图5-47）。②两脚尖向右转，至右脚外侧缘、左脚内侧接触垫子。③脚转正，再向左转，左脚外侧，右脚内侧尽量接触垫子（图5-48）。如此左右重复7次。

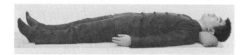 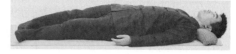

图 5-47　　　　　　　　　　　　　　　　图 5-48

【按语】　足部被喻为人的第二心脏。足部是足三阴经、三阳经交汇之处，足踝部位又是奇经八脉中阴维脉、阳维脉、阴跷脉、阳跷脉的起始之处。所以本导引法能够使足部、腿部血脉关窍得到锻炼，促进了心主血脉的功能，对下肢冷痛可以起到缓解作用。

4. 托按

【原文】　端坐，伸腰，举右手，仰其掌；却左臂，覆左手。以鼻内气，自极，七息，息间稍顿左手。除两臂、背痛。

【证候】　虚劳体痛候、结气候、积聚候、宿食不消候。

【功用】　除臂背痛，补益虚劳。

【动作】　①取端坐姿势；②右手上举，掌心向上，左手下按（图5-49），掌心向下，一上一下，对拔拉伸；③再做左手上举，右手下按的动作（图5-50），重复7次。

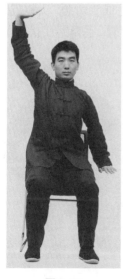 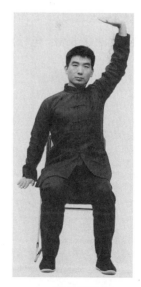

图 5-49　　　　　　　　　　　　　　　　图 5-50

【按语】 ①托按的动作单臂在头顶上方呈托举之势，另一臂则下按、外撑，一上一下，对拔拉伸。整个动作，手臂向外撑开，上下拔伸而成圆，两手臂犹如"阴阳太极图"中的弧线，蕴含了气机的升降开合。而升、降、开、合，是气机运动的总则。古代养生家在各种导引术和修炼术中无不强调升降开合，无不以升降开合为炼气之机枢。②通过上肢的上托下按、对拔拉伸，可以起到抻拉两胁、疏肝利胆，以及调脾和胃、增强中焦脾胃运化功能等作用。脾胃是中医藏象学说的重要内容之一，是人体重要的脏腑。脾在五行中属土，可以承载和受纳万物，具有受纳、腐熟、运化精微之气的重要作用。肝气主升，肺气主降，心气宜降，肾气宜升。脾位于此四脏之中央，具有调和肝肺、交通心肾的枢纽作用。脾其气寓于升降开合之中，本式动作可以治疗气滞导致的各种疾病。

5. 胡跪

【原文】 胡跪，身向下，头去地五寸，始举头，面向上。将两手一时抽出，先左手向身前长舒，一手向身后长舒，前后极势，二七。左右亦然。去臂、骨、脊、筋阴阳不和，疼闷疼痛。

【证候】 虚劳体痛候。

【功用】 舒筋止痛，调和阴阳。

【动作】 ①站立姿势。②右足脚尖着地，脚跟提起，臀部坐于右足跟。右膝着地，右腿单跪（图5-51），两手放于上身和大腿之间，用力向下低头（图5-52），低头幅度根据自身柔韧性量力而行。③抬头，目视前上方，左手向前，右手向后，掌心向下（图5-53）。换手右手向前，左手向后尽力伸展（图5-54）。重复14次。④身体直立，左腿单跪，臀部坐于左脚跟（图5-55），重复对侧练习14次。

【按语】 本导引法重在身体的俯仰屈伸，首先低头弯腰，头靠近地面。然后仰头展肩，两手长舒，充分活动上肢和脊柱，对背脊、手臂的症状有缓解作用。

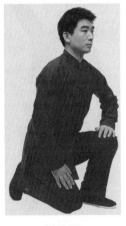

图 5-51

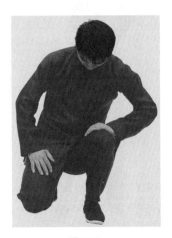

图 5-52

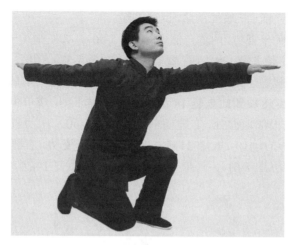

图 5-53

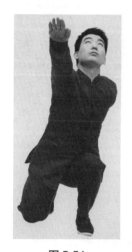

图 5-54

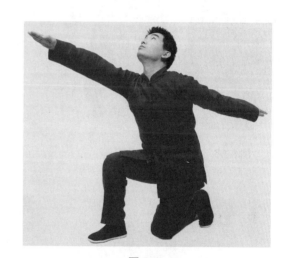

图 5-55

6. 飞仙

【原文】　坐一足上，一足横铺，安膝下押之；一手捺上膝向下，急，一手反向取势长舒；头仰向前，共两手一时取势，捺摇二七。左右迭互亦然。去髀、胸、项、披脉血迟涩，挛痛闷疼。双足互跪，安稳，始抽一足向前，极势，头面过前两足趾，上下来去三七。左右换足亦然。去臂、腰、背、髀、膝内疼闷不和，五脏六腑气津调适。一足屈如向前，使膀胱著膝上；一足舒向后，尽势，足趾急努。两手向后，形状欲似飞仙，虚空头昂，一时取势二七，足左右换易一过。去遍身不和。

【证候】　虚劳体痛候。

119

【功用】 舒筋活血，理气止痛，调理脏腑。

【动作】 ①跪坐姿势，两臂自然下垂（图5-56）。②左腿跪于地，右足置于左膝下，右手按住左膝关节，抬头，左臂向后伸展（图5-57）。③头还原，左臂收回，还原跪坐。④右腿跪于地，左足置于右膝关节下，左手按住右膝关节。抬头，右臂向后伸展（图5-58），如此重复14次。⑤左腿跪于地，成单跪姿势（图5-59）。⑥两手置于大腿根部地面处，右腿向前伸直（图5-60），上身前俯，抬头。⑦伸腰，还原，做反方向动作，重复21次。⑧左腿单跪姿势，右腿向后上伸展，抬头，两臂向后伸展（图5-61）。还原，做反方向动作，重复14次。

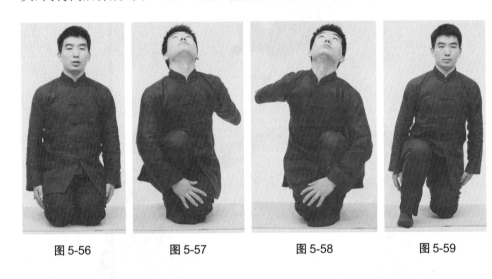

图 5-56   图 5-57   图 5-58   图 5-59

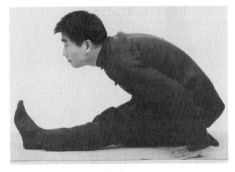

图 5-60

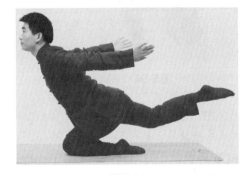

图 5-61

【按语】 ①本动作中两手向后伸展，好似飞仙，挤压了人体膏肓俞和上背部膀胱经、督脉的穴位。通过刺激这些背部腧穴，由外传内，对相应的脏器产生治疗和保健的作用。针刺、艾灸、推拿、点穴、刮痧、敷贴等机制都源于此，导引也是如此。②在易筋经中的"倒拽九牛尾""九鬼拔马刀"，健身气功六字诀中的"呬字诀"，八段锦的"左右开弓似射雕""五劳七伤往后瞧"等都与锻炼该区域有关。

7. 努脊

【原文】 长舒两足，足趾努向上；两手长舒，手掌相向，手指直舒；仰头努脊，一时极势；满三通。动足相去一尺，手不移处，手掌向外，七通。须臾，动足二尺，手向下拓席，极势，三通。去遍身内筋节劳虚，骨髓疼闷。长舒两足，向身角上，两手捉两足趾急搦，心不用力，心气并在足下，手足一时努纵，极势，三七。去踹、臂、腰疼。解溪蹙气，日日渐损。

【证候】 虚劳体痛候、腰痛候。

【功用】 舒筋补虚，理气止痛。

【动作】 ①平坐姿势，两腿并拢（图5-62）；②两手臂向前伸直，掌心相对，上身前俯（图5-63），后背尽量拱起，略停顿上身直立，重复3次；③两腿分开，两脚距离约与肩同宽，保持上身前俯的姿势（图5-64），停顿后直立，重复7次；④调整呼吸，两脚再外开，两手下按于垫子上（图5-65），再放松，重复3次；⑤两腿分开，两手握住两足趾，足趾向回勾，手臂用力，两脚抬起（图5-66），再放松，重复21次。

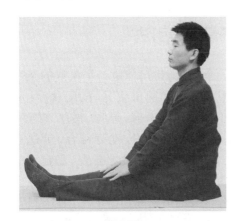

图 5-62

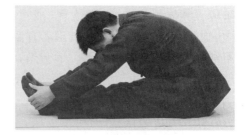

图 5-63

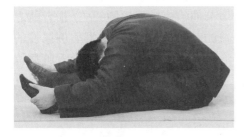

图 5-64

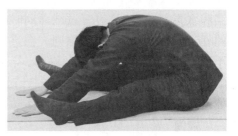

图 5-65

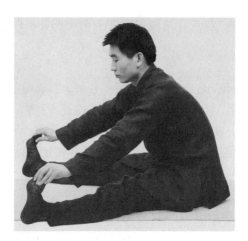

图 5-66

【按语】 本导引法重点活动手足，因为手足为人体最远端，通过对远端的运动，可以促进微循环，促进上下气血的通畅。虚劳病属于慢性病，导引法也不能一蹴而就，需要坚持不懈，才能起到缓解"日日渐损"的功效。

第四节 虚劳口干燥候导引法

虚劳口干是临床常见的疾病，可以是一个症状，也可能是一个疾病的某个阶段。具体预防措施：调饮食，戒嗜欲。根据体质和脾胃状况，酌配食疗：阴虚、血虚者宜清补；阳虚、气虚者宜温补；少食或忌食辛辣、厚味、滋腻、生冷、不洁之物，并应戒除烟酒。适劳逸，慎起居，生活有规律，动静结合，劳逸适度，参加体育活动，增强御邪能力。畅情志，少忧烦，保持情绪乐观、稳定。节制房事，以免耗伤真精。规范治疗各种慢性疾病，防止脏腑气血损伤而病发虚劳。必要时适当饮水，宜少量多次。在了解自身的体质和口干的原因后，日常有针对性地饮水，如胃火炽盛和阴虚的患者宜多饮水，而湿热型、痰湿型、瘀血内停型及寒热错杂型口干则需要适当饮水甚至少饮水。平时宜多吃新鲜蔬菜和水果，饮食不宜过干过咸。同时对于虚劳的治疗根据虚则补之，损者益之的理论，当以补益为基本原则。在进行补益的时候，一是必须根据病例属性的不同，分别采取益气、养血，滋阴、补阳的治疗方药；二是要密切结合五脏病位的不同而选方用药，加强治疗的针对性。总之临床上根据疾病的具体情况具体治疗。

搅海

【原文】 东向坐，仰头不息五通，以舌撩口中，漱满，二七咽。愈口干。若引肾水，发醴泉，来至咽喉。醴泉甘美，能除口苦，恒香洁，食甘味和正。久行不已，味如甘露，无有饥渴。

【证候】 虚劳口干燥候。

【功用】 生津止渴，除口苦。

【动作】 ①取正坐姿势，仰头，缓慢呼吸 5 次。②口唇轻闭，舌尖部轻轻抵住牙龈外侧转动，方向为上门牙→左上臼齿→左下臼齿→右下臼齿→右上臼齿→上门齿龈，重复 3 次，反方向重复 3 次。然后舌尖部轻轻抵住牙龈内侧转动，方向如下：上门牙→左上臼齿→左下臼齿→右下臼齿→右上臼齿→上门牙，重复 3 次，反方向重复 3 次。③把舌头搅动产生的津液做鼓漱的动作，然后将口内津液分多次小口慢慢咽下，意达丹田。在咽津的同时意念引气下行，邪气从脚趾散出。

【按语】 虚劳口干燥是由于心肾不交，肾水不能上济导致的，上焦有热，下焦有寒。本导引法抓住主要病机，采用赤龙搅海的方法，促进津液分泌，可以和"吞津"等导引法相互参照。

第五节　虚劳膝冷候导引法

中医讲肾主蛰，为封藏之本，亦是先天之本。假设人是一棵树，肾就像这棵大树的树根，肾气则是游走于维管束之间的能量，骨骼就变成了四处延伸的枝干。肾气一旦亏虚，枝干失去营养供给，骨髓就会变得松软柔弱，假设再经受冷风侵袭，狂风暴虐后，细小无力的枝干就会断掉，人身的骨骼亦是如此。肾位于人体下焦，从腰到脚都受肾气荣润。假设现在肾气虚而骨髓弱，本身已不足，再被冷风侵袭，正不胜邪，阳虚阴盛，便会造成膝盖冰冷，长时间不加治疗，膝盖就会难以弯曲，蔓延至脚导致脚背酸痛。不论采用汤药还是针灸治疗，都不能只采用一样，后续的补养及导引锻炼，也很重要，两者相结合后身体才会慢慢恢复。

1. 反弓

【原文】 两手反向拓席，一足跪，坐上，一足屈如，仰面，看气道众处散适，极势，振之四七，左右亦然。始两足向前双踏，极势，二七。去胸腹病，膝冷脐闷。

【证候】 虚劳膝冷候。

【功用】 补益虚劳，散寒强膝，调理胸腹。

【动作】 ①跪坐姿势；②左腿保持跪坐姿势，右脚前踏于地面（图 5-67），两手在身体后部两侧按于地面（图 5-68），仰头，腰部抬起（图 5-69）；③动作还原，做对侧练习，重复 28 次；④两手撑住地面，两脚向前踏，腰部悬空并向上（图 5-70），形成反弓形，保持此姿势 3～5 秒后放松调整，重复 14 次。

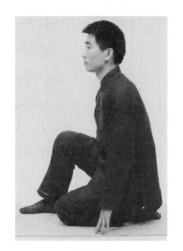

图 5-67

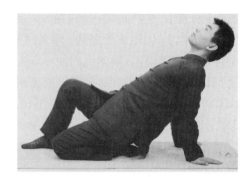

图 5-68

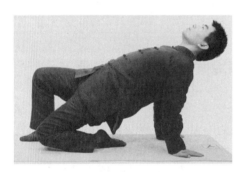

图 5-69

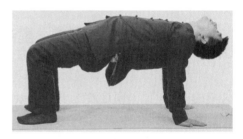

图 5-70

【按语】 虚劳膝冷候与肾气虚，外受风寒有关。本导引法两足虚实变换，可以锻炼下焦，补肾固本，两腿伸展，可以散寒升阳，发挥动则生阳的作用。与仰身结合，增强纳气，共同起到补益虚劳、调理胸腹的作用。

2. 打躬

【原文】 互跪，调和心气，向下至足，意想气索索然流布得所，始渐渐平身。舒手傍肋，如似手掌内气出气不止，面觉急闷，即起背至地，来去二七。微减去膝头冷，膀胱宿病，腰脊强，脐下冷闷。

【证候】 虚劳膝冷候、膀胱冷候。

【功用】 强壮腰膝，散寒理气，通利膀胱。

【动作】 ①左腿下跪，单跪姿势，调匀呼吸（图 5-71）；②身体直立，两臂垂于体侧，两臂从身体两侧抬起，至与肩平（图 5-72），肘关节弯曲，两手掌按于腋下两胁肋（图 5-73），调整呼吸；③两手臂放松，向前弯腰，拱起背脊，推手至地（图 5-74），停顿 3～5 秒后起身，如此重复 14 次。

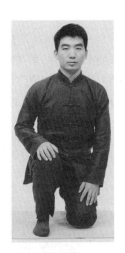

图 5-71

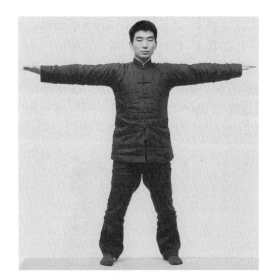

图 5-72

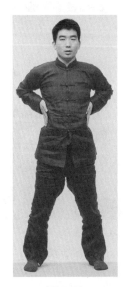

图 5-73

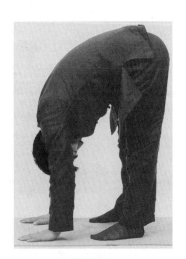

图 5-74

【按语】 本导引法首先进行行气的锻炼方法，然后再增加肢体动作，具体应用过程中可以根据需要调整。

3. 争力

【原文】 舒两足坐，散气向涌泉，可三通，气彻到。始收右足屈卷，将两手急捉脚涌泉，挽足踏手，手挽足踏，一时取势，手足用力，送气向下，三七，不失气之行度，数寻，去肾内冷气，膝冷脚疼。

【证候】 虚劳膝冷候、脚气缓弱候。

【功用】 补肾强膝，散寒止痛。

【动作】 ①平坐姿势，注意力集中在足底涌泉穴（图 5-75）；②保持左腿伸直，右腿弯曲，两手十指交叉，用力握住右足涌泉穴处，手足相对用力，将右侧大腿拉近胸部（图 5-76），保持 3～5 秒，右足用力向下蹬，右腿逐渐伸直（图 5-77），重复 21 次；③右腿伸直，左腿弯曲，做反方向动作（图 5-78）21 次。

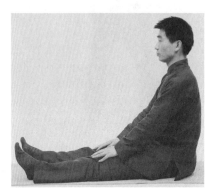

图 5-75

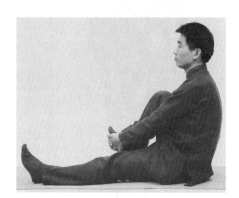

图 5-76

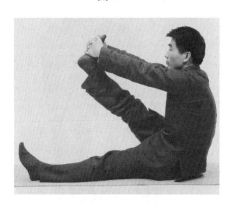

图 5-77

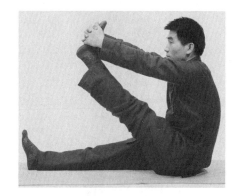

图 5-78

【按语】 ①争力是指在练习过程中采用向相反两个方向用力，借以达到伸展、圆空之意。从阴阳学说的角度来看，上肢手臂属阳，与五脏中的心相应；而下肢腿足属阴，与五脏中的肾相应。本导引法通过手足争力的练习方式，以达到心肾相交、阴阳平衡的目的。同时，也在肢体运动和用力的过程中加强了对内心静、柔、松的练习，也是练习争力的另外一个目的和方法。②通过腿的伸屈及手腿的争力练习，能有效地促进手足少阳、少阴经气血的流注，使全身气脉得到锻炼。对膝关节疼痛和腰背疼痛等疾患起到一定的预防和治疗作用。③动作熟练之后，要在这种矛盾的用力过程中，保持一种安静与平和的状态。

4. 柱趾

【原文】 卧，展两胫，足十指相柱，伸两手身旁，鼻内气七息。除两胫冷，腿骨中痛。

【证候】 虚劳膝冷候。

【功用】 散寒止痛，除腿骨痛。

【动作】 ①仰卧位，两臂置于身体两侧（图 5-79）；②两腿内旋，足趾相对用力（图 5-80），两腿完全绷紧，放松，再重复；③两腿弯曲，两膝关节向外展（图 5-81），足心相对，足趾相互挤压。

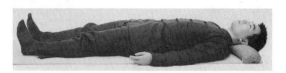

图 5-79

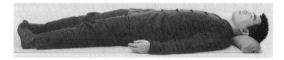

图 5-80

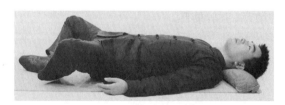

图 5-81

【按语】 本导引法重点在两足，足趾相对用力，可以引气下行，助肾发挥纳气的功能，可以治疗下肢寒冷等疾患。

5. 拓涌泉

【原文】 两足趾向下柱席，两涌泉相拓，坐两足跟头，两膝头外扒，手身前向下，尽势，七通。去劳损、阴疼、膝冷，脾瘦肾干。

【证候】 虚劳膝冷候、虚劳阴痛候。

【功用】 补益劳损，散寒止痛，健脾益肾。

【动作】 ①取蹲坐姿势；②两足掌相对，涌泉部位用力相互挤压，两脚跟提起，脚趾着地（图 5-82），膝关节外展，上身前俯，仰头，两手按于地面（图 5-83），停顿 3～5 秒，恢复蹲坐姿势，重复该动作 7 次。

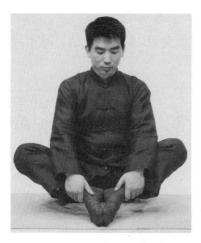
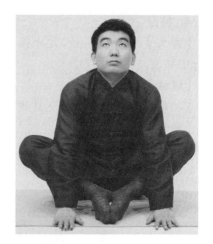

图 5-82　　　　　　　　　　　　　图 5-83

【按语】　涌泉穴在足底部，卷足时足前部凹陷处，约当第 2、第 3 趾趾缝纹头端与足跟连线的前 1/3 与后 2/3 交点上。涌泉穴是足少阴肾经起始穴位，两足涌泉穴相互刺激可以治疗劳损、下肢寒冷、肾虚等症。

6. 摇膝

【原文】　两手抱两膝，极势，来去摇之七七，仰头向后。去膝冷。

【证候】　虚劳膝冷候。

【功用】　补虚散寒，强壮腰膝。

【动作】　①平坐姿势；②两膝关节弯曲，脚掌踏地，两手抱住两膝关节（图 5-84），向前后摇动，再向左右摇动（图 5-85），约 49 次；③身体向后仰，同时仰头。

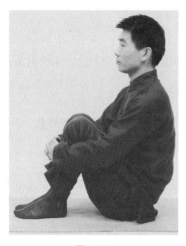
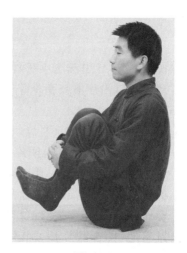

图 5-84　　　　　　　　　　　　　图 5-85

【按语】 两手十指交叉、掌心贴于两膝眼上。在做脚的动作过程中,两掌可以感受到腿膝部相关部位及关窍的运动,也可以感受到两掌之热力向腿膝深处传导,起到补虚散寒的作用。

7. 柔脊

【原文】 立,两手搦腰遍,使身正,放纵,气下使得所。前后振摇,七七;足并头两向振摇,二七;头上下摇之七。缩咽举两髀,仰柔脊。冷气散,令脏腑气向涌泉通彻。

【证候】 虚劳膝冷候。

【功用】 散寒降气,补益虚劳。

【动作】 ①站立姿势;②两手按于腰部肾俞穴处,向后弯腰,仰头,体会腰部得到伸展(图5-86),再向前弯腰,俯身(图5-87),共做49次;③两臂伸平,身体向左侧弯,拉伸右侧胁肋,起身,再向右侧弯,重复14次;④恢复直立姿势,头向前、向后运动7次;⑤藏头缩项,仰头,重复7次。

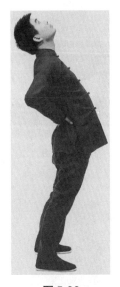

图 5-86

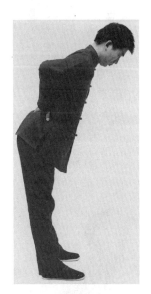

图 5-87

【按语】 本导引法伸展胸腹,拔伸背脊,使任督二脉气血调畅,促进全身阴阳气血平衡。加强脊柱伸展功能,有效矫正脊柱变形,防治颈椎、腰椎疾患。具有强壮脏腑、补肾养心、促进脾胃消化的作用。

8. 仰身

【原文】 互跪,两手向后。手掌合地,出气向下,始渐渐向下,觉腰脊大闷,还上,来去二七,身正,左右散气,转腰三七。去脐下冷闷,膝头冷,解溪内疼痛。

【证候】 虚劳膝冷候、病冷候。

【功用】 散寒止痛，强健腰腿。

【动作】 ①取左腿下跪的姿势，臀部坐于左足跟（图 5-88）；两手向后，按于地面；②右脚前踏，臀部离开左足，成前腿弯曲，后腿尽量伸直（图 5-89），上身后仰，两手在身后合掌，向下伸展（图 5-90），以腰脊酸痛为度，放松一下，重复 14 次；③左腿在前弯曲，右腿在后尽量伸直（图 5-91），重复动作②共 14 次；④恢复单腿下跪的姿势，以腰部为轴，身体向左侧旋转（图 5-92），再向右侧旋转（图 5-93），一左一右为一次，共做 21 次。

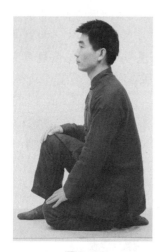

图 5-88

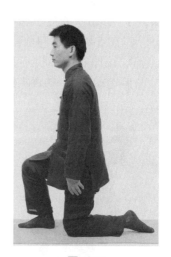

图 5-89

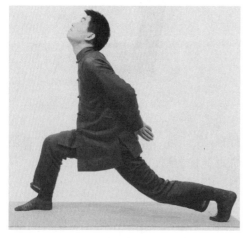

图 5-90

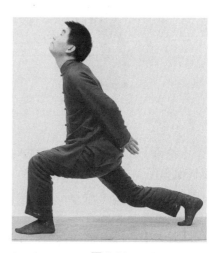

图 5-91

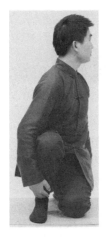
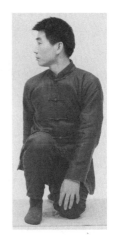

图 5-92　　　　　　　　　　　　　图 5-93

【按语】　本导引法从腰部开始，身体向左右前后转动，头部也转动。整个动作难度不大，需要在运动中体会放松，体会身体、呼吸和精神的合一。

第六节　虚劳阴下痒湿候、风虚劳候导引法

本节论述虚劳阴下痒湿候、风虚劳候。

身体因过度劳累后变得极度虚弱，此时会肾气不足，所以阴部发冷，并有自汗出，若此时感受风邪，则阴部会发生瘙痒。

风虚劳候重点介绍风邪致病特征，风为百病之长，素有劳伤的患者，血气虚弱，卫外不固，容易感受风邪，发病之时，有的外游走于皮肤，有的入里留滞脏腑，表里都可以发病。针对这一类问题，可以通过以下导引法进行缓解。

1. 仰卧盘膝

【原文】　偃卧，令两手布膝头，取踵置尻下。以口内气，腹胀自极，以鼻出气，七息。除阴下湿，少腹里痛，膝冷不随。

【证候】　虚劳阴下痒湿候、诸淋病、石淋候、气淋候、小便数候。

【功用】　除湿止痒，散寒止痛。

【动作】　①取仰卧位，两臂置于身体两侧（图 5-94）；②左腿弯曲，左足跟内收，置于会阴部位，左手贴近左膝关节（图 5-95），右腿弯曲，内收，右手靠近右膝关节（图 5-96）；③用口吸气，腹部鼓起，用鼻呼气，呼吸缓慢深长，重复 7 次。

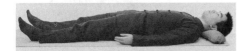
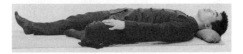

图 5-94　　　　　　　　　　　　　图 5-95

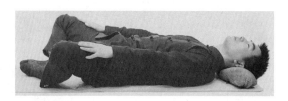

图 5-96

【按语】 虚劳阴下痒湿是由于肾气不足，感受外邪，寒湿之气下注导致。导引重点在下焦，散寒祛风除湿，还有补肾利膀胱的作用。

2. 挽踝拓手

【原文】 屈一足，趾向地，努之使急，一手倒挽足解溪，向心极势。腰、足、解溪、头，如似骨解气散；一手向后拓席，一时尽势，三七。左右换手亦然。去手、足、腰、髋风热急闷。

【证候】 风虚劳候。

【功用】 祛风散热，补益虚劳。

【动作】 ①平坐姿势，调匀呼吸（图 5-97）；②左腿弯曲，足趾向地面，臀部坐于左足跟上，右腿向前踏地，左手握住左脚踝，上身后仰，右手在身后撑住地面，仰头（图 5-98）；③上身直起，恢复平坐姿势；④右腿弯曲，臀部坐于右足跟（图 5-99）。左腿向前踏地，右手握住右脚踝，上身后仰，左手在后撑住地面，仰头（图 5-100），重复 21 次。

【按语】 风虚劳是虚劳患者感受风邪导致的证候，可以表现在体表皮肤，也可以表现在脏腑。本导引法力度较大，要找到"骨解气散"的感觉，振奋全身经脉气血。既可以补虚，又可以散邪。

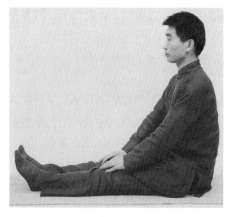

图 5-97

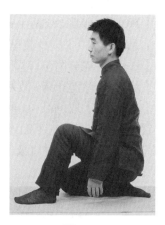

图 5-98

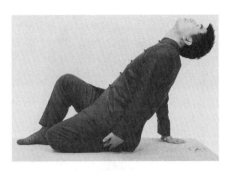
图 5-99

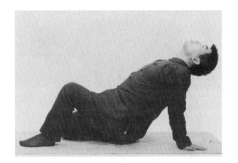
图 5-100

3. 背脊式

【原文】 抑头却背，一时极势，手向下至膝头，直腰面身正，还上，来去三七。始正身纵手向下，左右动腰，二七。上下挽背脊七。渐去背脊、臂髀、腰冷不和。头向下，努手长舒向背上，高举手向上，共头渐渐五寸，一时极势，手还收向心前；向背后，去来和谐，气共力调。不欲气强于力，不欲力强于气，二七。去胸背前后筋脉不和，气血不调。

【证候】 风虚劳候。

【功用】 祛风散寒，理气舒筋。

【动作】 ①站立姿势（图 5-101）；②低头，颈椎、胸椎、腰椎逐节弯曲，两手沿着两腿外侧下滑至膝关节，上身与地面平行（图 5-102），再逐渐起身直立，重复 21 次；③再次弯腰，两手向下，腰部向左（图 5-103）、向右旋转（图 5-104），重复 14 次；④上身后仰（图 5-105），直立，重复 7 次；⑤恢复站立姿势，两手向上伸展，合掌（图 5-106），两掌向胸前，再向头后（图 5-107），缓慢运动，重复 14 次。

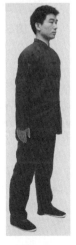
图 5-101

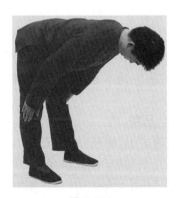
图 5-102

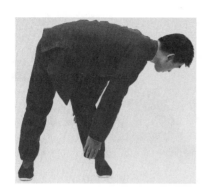

图 5-103

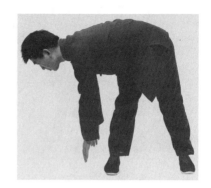

图 5-104

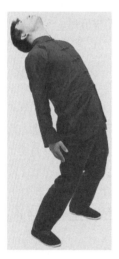

图 5-105

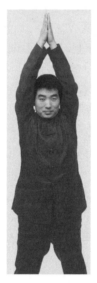

图 5-106

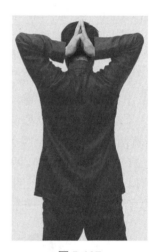

图 5-107

【按语】 本导引法非常适合长期处于坐姿及伏案工作或学习的人们进行姿势矫正与锻炼。因为伏案工作或学习时，两臂向前伸展，为保证两臂的活动性，身体的重心利用杠杆原理而前倾，脊柱始终处于负重状态，长期这样容易导致腰部疾患。而本导引法通过脊柱的运动，及两肩胛骨的挤压，起到对脊背的调节作用。

4. 压膝

【原文】 伸左胫，屈右膝，内压之。五息止。引肺，去风虚，令人目明。依经为之，引肺中气，去风虚病，令人目明，夜中见色与昼无异。

【证候】 风虚劳候、心腹胀候、目暗不明候。

【功用】 补益肺气，祛风补虚，理气消胀，明目。

【动作】 ①平坐姿势，两手轻按于大腿根旁垫子上（图 5-108）；②左腿伸直，右腿弯曲，右踝关节置于左膝关节下方（图 5-109），调整呼吸，约停顿 5 次呼吸；③右腿伸直，左腿弯曲，左踝关节置于右膝关节下方（图 5-110），保持约 5 次呼吸。

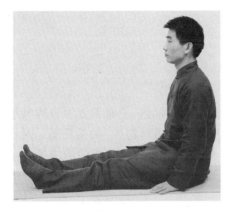

图 5-108

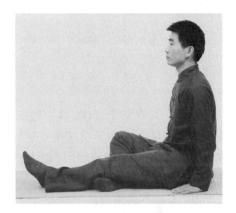

图 5-109

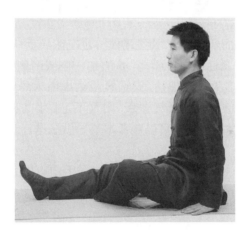

图 5-110

【按语】 本导引法动作在下肢，可以引肺气下行，发挥肾纳气的功能，祛风补虚，对心腹胀痛、目暗不明也有一定效果。

第六章

腰背病诸候导引法

腰背病共有 9 个证候，其中腰痛候、腰痛不得俯仰候、胁痛候 3 个证候共涉及 9 条导引法。这些导引法重点对脊柱、腰背、下肢进行锻炼，如柔脊等。对这些导引法进行研究和整理，可以丰富腰痛、骨质疏松等各种疾病的临床治疗手段。腰痛不得俯仰候导引法与第五章第三节虚劳体痛候导引法"平坐攀足"动作类似，本章不再重复。

第一节　腰痛候导引法

腰痛是由于肾虚而邪气痹着，足三阴经、足三阳经受病，其主要症状是腰痛不得俯仰。在临床分急性或慢性腰痛，是腰部一侧或两侧疼痛为主要症状的一种病证。腰痛为病，多为肾经虚损，又遭风冷乘虚而入导致。如果邪气影响足太阴络脉，则络脉拘急。如果肾气虚寒，阳气不足，寸口脉弱，尺脉沉，以及督脉为病，都可以引起腰痛。腰痛可以参考本节导引法进行康复锻炼。

1. 侧身

【原文】　一手向上极势，手掌四方转回，一手向下努之，合手掌努指，侧身敧形，转身向似看，手掌向上，心气向下，散适，知气下缘上，始极势，左右上下四七亦然。去髀井、肋、腰脊疼闷。

【证候】　腰痛候。

【功用】　理气舒筋，止腰脊痛。

【动作】　①站立姿势（图 6-1）；②左手向上举，掌心向左右前后旋转，右手向下伸，充分拉伸两臂（图 6-2），右手上举，左手向下伸展（图 6-3）；③两手掌在头顶上方合掌，身体向左侧弯（图 6-4），拉伸腰部和右侧胁肋，停顿 3～5 秒后恢复直立，向右侧弯（图 6-5），拉伸左侧胁肋部位，重复 28 次。

【按语】　腰为肾之府，腰痛多与肾气虚弱，感受风冷有关。本导引法以腰为轴，锻炼上下，两手伸展，旋转，增加了本动作对肩、手臂的治疗作用。本条中"知气下缘上"的方法属于观法，有助于动作作用的发挥。

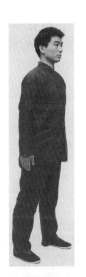
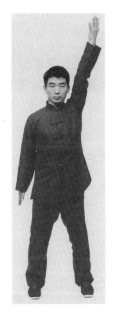
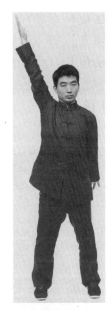

图 6-1　　　　　　　　图 6-2　　　　　　　　图 6-3

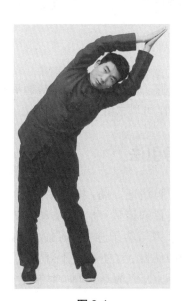
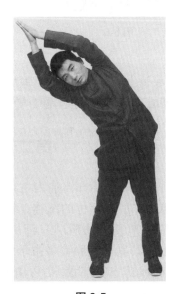

图 6-4　　　　　　　　　　　　图 6-5

2. 引腰

【原文】　平跪，长伸两手，拓席向前，待腰脊须转，遍身骨解气散，长引腰极势，然始却跪使急，如似脊内冷气出许，令臂膊痛，痛欲似闷痛，还坐，来去二七。去五脏不和、背痛闷。

【证候】 腰痛候。

【功用】 理气舒筋，散寒止痛。

【动作】 ①跪坐姿势（图6-6）；②上身前俯，两手向前伸展，臀部不要离开脚跟，胸部贴近垫子（图6-7），脊背酸胀疼痛，恢复跪坐姿势，重复前俯身，伸臂的姿势14次。

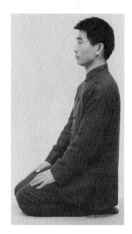

图6-6

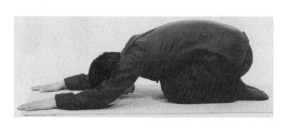

图6-7

【按语】 本导引法重点锻炼腰部。通过引腰，伸展腰部肌肉，疏通局部气血。同时本动作对胸腔、整个脊背都有锻炼作用，可以去除内脏的不调。

第二节 胁痛候导引法

胁痛是以胁肋部疼痛为主要表现的一种肝胆病证。胁，指侧胸部，为腋以下至第十二肋骨部位的统称。《诸病源候论·腰背病诸候·胁痛候》说："邪客于足少阳之络，令人胁痛，咳，汗出。阴气击于肝，寒气客于脉中，则血泣脉急，引胁与小腹。"其认为胁痛多由于邪气侵袭足少阳络脉，致使肝络不舒而致胁痛，伴有咳嗽、汗出等症状；也可由于阴气搏结于肝，寒气侵袭肝脉，血脉凝涩，不通则痛，出现胁痛，疼痛常两胁与少腹相引。

肝居胁下，其经脉布于两胁，胆附于肝，其脉亦循于胁，所以胁痛多与肝胆疾病有关。凡情志抑郁，肝气郁结，或过食肥甘，嗜酒无度，或久病体虚，忧思劳倦，或跌仆外伤等皆可导致胁痛。辨证时，应先分清气血虚实，一般气郁者多为胀痛，痛处游走不定；血瘀者多为刺痛，痛有定处；虚证者多隐隐作痛；实证者疼痛多突发，痛势较剧。

胁痛可以参考本节导引法。

1. 念青龙

【原文】　卒左胁痛，念肝为青龙，左目中魂神，将五营兵千乘万骑，从甲寅直符吏，入左胁下取病去。

【证候】　胁痛候。

【功用】　除左胁痛。

【动作】　站立或坐姿，调匀呼吸（图6-8），存想肝脏为一条青色巨龙，率领千军万马，从左胁下将疾病除去。

【按语】　胁痛候记载的存想法在《黄帝内经》中有记载，青龙、白虎、朱雀、玄武为中医学"四象"，四象分别对应人体脏腑，肝为青龙之象。现代心理神经免疫学的理论可以为存想提供理论支撑，其具体应用方法和适应证还有待进一步研究。

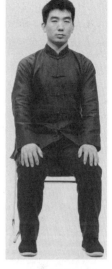

图6-8

2. 念白虎

【原文】　右胁痛，念肺为白虎，右目中魄神，将五营兵千乘万骑，从甲申直符吏，入右胁下取病去。

【证候】　胁痛候。

【功用】　除右胁痛。

【动作】　采用站姿或坐姿，调匀呼吸，存想肺脏为白色猛虎，右目中藏魄，率领千军万马，从右胁下将疾病除去。

【按语】　四象中白虎为肺之象，肺与人体魄相应，人的气魄在眼神中会有体现。本条可以和存念青龙的方法相互参考。

3. 伸臂

【原文】　胁侧卧，伸臂直脚，以鼻内气，以口出之，七息止，除胁皮肤痛。

【证候】　胁痛候。

【功用】　去除胁痛，理气。

【动作】　①左侧卧姿势，身体和精神放松；②两腿伸直，左臂伸直，右臂自然抚按在右胁肋部位（图6-9）；③鼻吸口呼，7次呼吸，换右侧卧位，做相同动作（图6-10）。

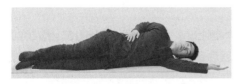

图6-9

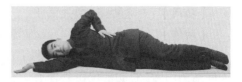

图6-10

【按语】 治疗胁痛以侧卧的方法,有助于意守疾病的部位,增强治疗效果。

4. 右顾

【原文】 端坐伸腰,右顾视目,口徐内气,咽之三十。除左胁痛,开目。

【证候】 胁痛候。

【功用】 去除胁痛,明目。

【动作】 ①取坐姿(图6-11);②下颌内收,上身保持正直,头向右转,体会左侧胁肋得到拉伸(图6-12);③头转正,再向左旋转(图6-13)。

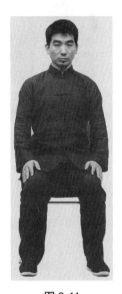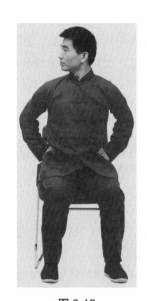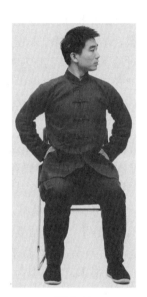

图6-11   图6-12   图6-13

【按语】 针对左胁痛,本导引法向右侧转头,重点牵拉左侧胁肋。根据锻炼实际情况,左右相互配合为佳。

5. 金刚

【原文】 举手交项上,相握自极。治胁下痛。坐地,交两手著不周遍,握当挽。久行,实身如金刚,令息调长,如风云,如雷。

【证候】 胁痛候。

【功用】 去除胁痛,增强体质。

【动作】 ①坐姿(图6-14);②两臂由体侧抬起,经侧平举(图6-15),继续向上举,至两手指向上(图6-16)。两手在头后项部十指相扣,两手用力握紧,两肘尖向两侧用力,胁肋部位得到伸展。

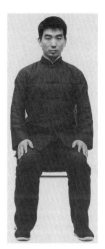 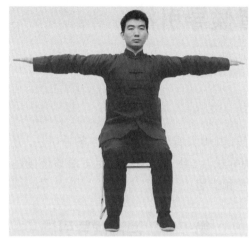 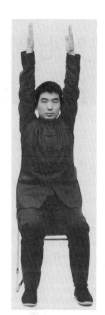

图 6-14　　　　　　　　　　图 6-15　　　　　　　　　图 6-16

　　【按语】　本导引法通过重点活动两手、颈项部位，可以牵拉两胁肋，舒展筋脉，流通气血。坚持锻炼可以呼吸均匀，身体强壮。

第七章
消渴病诸候导引法

消渴病包括 8 候，其中只有消渴候涉及 2 条导引法，方法虽然较少，不过切中病机，可以起到消导饮食、补气生津的作用。对该证候进行研究，可以为糖尿病的导引法提供参考和借鉴。

第一节　消渴候导引法

《诸病源候论》认为，消渴多责之于下焦虚热、脾瘅等，并指出其病多发痈疽，对消渴病的认识比较深入。

消渴病是指以多饮、多尿、多食及消瘦、疲乏、尿甜为主要特征的综合病症，其临床表现与西医学的糖尿病基本一致。从历代的中医病案中可以看出，药物治疗消渴病是主要方法，通过辨证将消渴分为三类，上消责之于肺兼治胃，中消责之于脾胃，下消责之于肾。消渴病基本病机为阴津亏耗，燥热偏盛。消渴病日久，病情失控，则阴损及阳，热灼津亏血瘀，而致气阴两伤，阴阳俱虚，络脉瘀阻，经脉失养，气血逆乱，脏腑器官受损而出现疔、痈、眩晕、胸痹、耳聋、目盲、肢体麻疼、下肢坏疽、肾衰水肿、中风昏迷等兼症。预防和治疗消渴病可以参考本节导引法。

1. 消食式

【**原文**】　赤松子云：卧，闭目不息十二通，治饮食不消。

【**证候**】　消渴候。

【**功用**】　消导饮食，治疗消渴。

【**动作**】　①取卧位姿势；②两目微微闭合，调节呼吸至匀细柔长（图 7-1），一呼一吸之间闭气，反复练习 12 次。

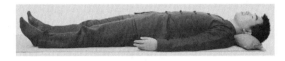

图 7-1

【按语】　本导引法是针对中消的方法,通过腹式呼吸,增加胃肠蠕动和脾的运化功能,可以消食。

2. 引肾

【原文】　解衣惵卧,伸腰瞋少腹,五息止,引肾气,去消渴,利阴阳。解衣者,使无罣碍。惵卧者,无外想,使气易行。伸腰者,使肾无逼蹙。瞋者,大努使气满小腹者,即摄腹牵气使上,息即为之。引肾者,引水来咽喉,润上部,去消渴枯槁病。利阴阳者,饶气力也。此中数虚,要与时节而为避,初食后、大饥时,此二时不得导引,伤人。亦避恶日,时节不和时亦避。导已。先行一百二十步,多者千步,然后食之。法不使大冷大热,五味调和。陈秽宿食,虫蝎余残,不得食。少眇著口中,数嚼少湍咽,食已,亦勿眠。此名谷药,并与气和,即真良药。

【证候】　消渴候。

【功用】　生津止渴,调节气机。

【动作】　①身穿宽松的衣服,仰卧位姿势(图7-2);②仰卧,屈膝,两手放在腹部,腰部伸展,采用腹式呼吸的方法,腹部跟随呼吸一起一伏(图7-3),重复练习,以小腹部发热为度,收腹时口腔内会不断产生津液,待津液多了以后,缓缓咽下。

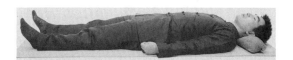

图 7-2

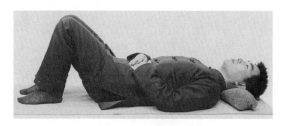

图 7-3

【按语】　本条导引法重点在于引肾水至咽喉,交通心肾,防治消渴。文中对伸腰、引肾都做了具体解释。明确了锻炼的禁忌证,当遇到时节不和,比如天气骤然变化、过度饥饿或过度饱食时都不宜进行导引。对生活习惯也进行了要求。

第二节 消渴候导引法的灵活应用

《诸病源候论》导引法为临床干预疾病提供了新思路和方法,针对糖尿病,大家也可以练习八段锦,八段锦在作者已经出版的《中医导引养生学》一书中已经详细介绍,本书不再重复。本节重点为读者介绍一些糖尿病并发症的干预方法,针对糖尿病足、糖尿病眼底病变和糖尿病肾病等并发症的锻炼方法。

一、有效防治神经病变

对于健康人来说,拿针扎一下手指会觉得非常刺痛。但是糖尿病患者的末梢神经易发生病变的,两手会出现温、痛、触觉的迟钝,就好像戴了"手套"。此外,有人还会手发麻、发胀。针对糖尿病引起的上肢神经末梢病变问题,我们应该采用什么样的方法进行锻炼?本节就给大家一一介绍。

第一个运动是连环三掌,具体动作如下:

1. 首先,自然站立,手部中指带动两臂向身体两侧平举。

2. 须弥掌(图7-4)

手指向远向上伸展,最后手指呈翘立姿势,掌心向外。

3. 鹰爪劲(图7-5)

两手在须弥掌的基础上,先将大拇指和小指打开,无名指和食指再打开,最后两个手的五指完全打开。手指向回勾,掌根向外推。

4. 虎爪劲(图7-6)

在鹰爪劲的基础上,将手指第一和第二指间关节弯曲,抓扣,形成虎爪的姿势。

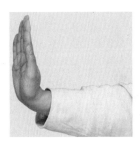 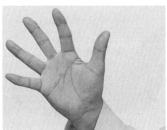 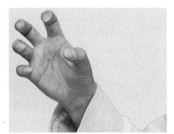

图7-4   图7-5   图7-6

【动作要领】

1. 第一步立掌时手部肌肉要有拉伸的感觉。

2. 第二步是将五指逐步打开,就像一个圆圆的荷叶一样。感觉有一股力量一直向手指方向,以手指有胀和疼的感觉最佳。

第二个运动是十指抓扣，具体动作如下：

1. 两手十指分开，相互交叉，扣在一起，置于胸前。两手同时用力，使人能感觉到手指和手掌之间相互用力挤压，然后相互按摩数次，心中默念"三二一"，最后放松，稍微活动一下。

2. 以上动作重复十次左右。

【动作要领】

1. 力度。可以在个人能够承受的情况下，尽可能力量要大一些。因为手部肌肉收缩时，会促进手部的血液循环。

2. 注意力要集中在手掌的动作上。

第三个运动是手部蛇形涌动，具体动作如下：

1. 两臂向身体两侧水平伸直，手掌和胳膊呈水平状态（图7-7）。

2. 将手指向回勾，手指向下，拉伸手背肌肉（图7-8）。

3. 手掌向上翘立，随后手指逐节翘立起来，呈立掌（图7-9）。

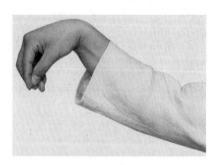

图 7-8

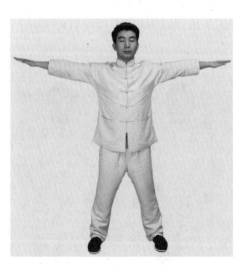

图 7-7

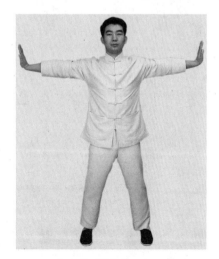

图 7-9

此动作每次练习重复6~10次，当练习熟练以后，手指逐节向远涌动，甚至带动胳膊也随之涌动，就像是波浪形一样，称之为蛇形涌动。

以上关于糖尿病造成的手上末梢神经病变的干预手段和方法，如果大家坚持锻炼，不仅能够延缓末梢神经的进一步病变，还能帮助末梢神经的功能逐渐得到恢复。

二、教你防治糖尿病足

糖尿病有一种大家都不愿见到的并发症，叫糖尿病足。虽然脚和手都是人体的最远端，但足是距离心脏最远的部位，因此，它的神经受到损害后，危害程度更深。主要表现为，它不仅同样会有痛、温觉等的减弱，还会出现神经血管的综合性病变，如局部动脉的闭塞，如果治疗不及时很可能出现溃疡，甚至坏疽，更严重者还需要截肢。而手部则较少发生这样严重的并发症。为了防治脚上末梢神经的病变我们应该如何做呢？

第一个运动是脚上八法。具体动作如下：

1. 两脚开步站立，两手叉腰（图7-10）。

2. 重心移到右脚上，左脚脚尖点地，称之为丁字步。提起左脚至膝关节内侧（图7-11）。

3. 左脚踢出去，脚尖绷直，脚面绷直，这个方法称为搜裆腿（图7-12）。

4. 勾脚尖，这个动作称为翘尖式。脚尖尽量向回勾，这个时候会感觉我们小腿的后侧是完全的绷紧（图7-13）。

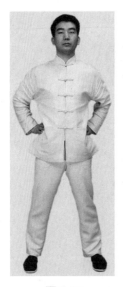 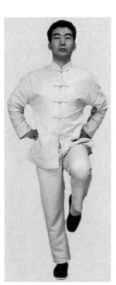 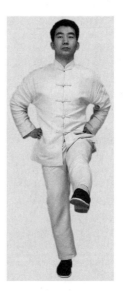 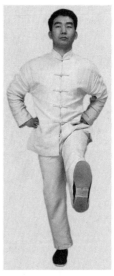

图 7-10   图 7-11   图 7-12   图 7-13

5.脚跟尽量向下用力蹬，称之为海底针，就像是我们向海底，向下扎针的一个感觉（图7-14）。

6.左脚的踇趾向下点，身体直立，脚的踇趾向下点，称之为凤点头（图7-15）。

7.脚踇趾来回拧动，向左→向上→向右→向下，画弧，共画弧三次。然后再反方向，向右→向上→向左→向下，画弧，共画弧三次。

8.左脚练习三次以后，我们将左脚收回，恢复两脚与肩同宽的姿势，换右脚练习，动作相同（图7-16）。

一左一右为一次，共练习三次。

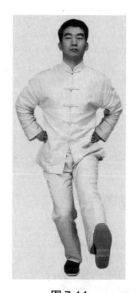　　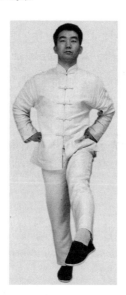　　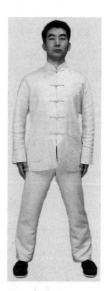

图7-14　　　　　　　　　图7-15　　　　　　　　　图7-16

【动作要领】

1.丁字步，重心在右脚上，左脚脚跟提起，脚尖点地，是垂直于地面的。

2.搜裆腿，脚向前踢出，要保持住脚面绷直绷紧，脚尖尽量向远伸展。

3.翘尖式，脚尖向回勾的时候，力量要集中到小腿的后面，力量在足跟。

4.转动脚掌时，向左→向上→向右转圈，这是内转太极，内转太极三次，然后反方向，称之为外转太极，也是三次。这个动作需要单脚来站立，如果站立不稳，大家可以借助一下旁边的桌子，或者其他能帮助我们站立平稳的物品，也可以躺着练习。

第二个是有着大功效又简单实用的小运动，具体动作如下：

1.正直站立，两脚水平踏地，先把左脚脚尖提起来，向上勾，略停几秒，让小腿前侧有拉伸的感觉。左脚尖还原下落，再把右脚脚尖提起，脚尖向上勾；左一次，右一次，根据自身情况，重复数次。

2. 两手伏按在小腿胫骨上，大拇指抵住胫骨内侧的边缘，其余四个指头自然地放在腿的外侧，然后顺着这个部位，手不离腿，一直向下推按。重复5～10次。

以上几种方法非常实用，也非常方便大家在任何场景，任何环境下进行练习。比如说在办公室可以做一做脚上八法，在公交车上，也可以把脚跟向下踩，然后脚尖提起来。通过反复练习，有助于促进双脚气血的运行，改善足部末梢神经的病变。

三、糖尿病眼病

糖尿病眼部病变的发病率比正常人更快、更复杂，它首先会侵犯眼底血管，造成玻璃体的浑浊，出现飞蚊症，还会影响视神经，导致视物模糊，或者视野出现暗区。所以，针对糖尿病眼底并发症的干预，本节推荐给大家几个小方法。

第一个方法叫熨目，什么叫熨目？熨是电熨斗的熨，熨这个字代表有一定的热量。具体动作是：

1. 先将两手手掌相互摩擦，将两手搓热（图7-17）。

2. 两手搓热后放在眼睛上，体会手的热量，通过眼皮逐渐向内传导（图7-18）。

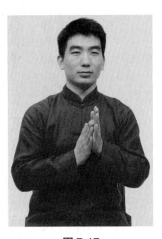
图 7-17

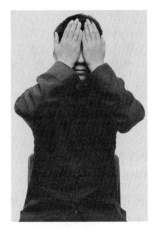
图 7-18

第二个锻炼的小方法叫做轮睛，什么叫轮睛？轮是车轮的轮，睛指的是眼睛，眼球。也就是说眼睛像车轮一样转一转。具体动作是：

1. 轻轻地闭上眼睛，两个眼睛先向左转，眼球尽量向左运动。然后再向右转，尽量做到最大的幅度。一左一右为1次，共做3～5次。

2. 保持闭眼状态，在左右运动以后，眼睛再做向上和向下的运动。一上一下为1次，共做3～5次。

3. 保持闭眼状态，眼睛做斜向上和斜向下的运动。先向左上再向右下运动，运动 3 次。然后做先右上再左下运动，运动三次。

4. 保持闭眼状态，眼睛做环绕运动。眼球按照向上→向左→向下→向右的顺序，环绕做 3 次。然后再反方向，按照向上→向右→向下→向左的顺序，环绕做三次。

做完以上动作后，缓缓睁开眼睛。

四、每天搓搓，抵御"静寂的杀手"——糖尿病肾病

肾脏除了包膜外几乎没有神经分布，故又被称为"哑巴器官"。当高血糖侵害肾脏的时候，除了中晚期有浮肿外，前期没有任何症状，所以糖尿病肾病也叫"静寂的杀手"。这些特征就要求糖尿病患者要更加重视它。针对糖尿病肾病的防治，除了锻炼前面八段锦中提到的两手攀足固肾腰以及治疗腰椎关节疾病的转腰外，还可以选择搓腰的方法，具体动作是：

站立位或坐位，两手手掌捂在腰部，然后进行上下来回地搓动。

【动作要领】

搓的时候首先是向下按，要有一定的力度，也要有一定的速度。当我们手发热了，腰部也会受热。

肾在五行属水，给它一些温暖，有利于肾更好地发挥作用。肾位于体内，没有办法直接受到刺激，但腰为肾之府，所以通过对腰部的一些刺激，可以间接改善肾脏的功能。

第八章
伤寒病、时气病、温病、冷热病诸候导引法

　　《诸病源候论》卷7至卷10论述了伤寒病、时气病、热病、温病、疫疠病诸候等5个病共182证候。其中温病、热病没有涉及导引法，时气候、伤寒候、温病候共有6条导引法。从某个角度说明了导引法对这一类疾病的作用相对薄弱。不过文章中记载了重要的存想法，也是导引法的重要组成部分。

　　卷11、卷12论述了疟病、黄病、冷热病。其中在论述疟病、黄病时未记载导引法，而冷热病候8个证候中有3个证候涉及导引法13条。

第一节　伤寒候导引法

　　寒为冬季主气，在气温较低的冬季，或由于气温骤降，人体防寒保暖不够，则易感受寒邪。此外，淋雨涉水，或汗出当风，亦为感受寒邪之重要原因。古代人们御寒的手段比较少，伤寒是较常见的疾病。

　　寒邪为病有外寒、内寒之分，外寒指寒邪外袭，其致病又有伤寒、中寒之别。寒邪伤于肌表，郁遏卫阳，称为"伤寒"；寒邪直中于里，伤及脏腑阳气，则为"中寒"。内寒是机体阳气不足，失于温煦的病理反映。外寒与内寒虽有区别，但也是相互联系，相互影响的。阳虚内寒之体，易感受外寒；而外来寒邪侵入机体，积久不散，常损及人体阳气，易导致内寒。

1. 持鼻吐气

【原文】　端坐伸腰，徐以鼻纳气，以右手持鼻，闭目吐气，治伤寒头痛洗洗，皆当以汗出为度。

【证候】　伤寒候、目风泪出候、鼻息肉候。

【功用】　祛风散寒，通窍明目，止痛。

【动作】　①坐姿；②一手大拇指和其他四指相对，捏住鼻梁部位（图8-1），两目微闭，体会呼吸，直至身体微微发热汗出。

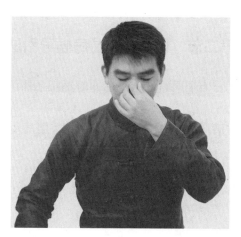

图 8-1

2. 顿足

【原文】 举左手，顿左足，仰掌，鼻内气四十息止。除身热背痛。

【证候】 伤寒候。

【功用】 除热止痛，发汗散寒。

【动作】 ①站立姿势（图 8-2）；②左手上举，掌心向上，左膝关节弯曲，踝关节放松，左脚跟离地（图 8-3）；③保持左手上托的姿势，左脚向下蹬（图 8-4），重复；④左臂下落，右臂上托举，蹬右足（图 8-5）。

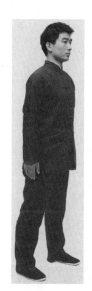
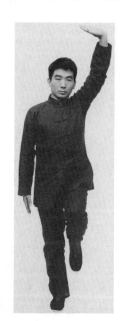
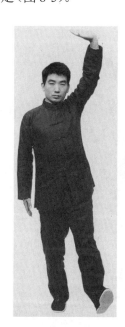
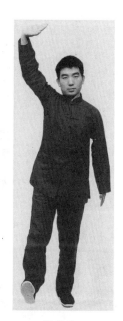

| 图 8-2 | 图 8-3 | 图 8-4 | 图 8-5 |

第二节　时气候、温病候导引法

时气候是时行病,一年四季都有,暴感四时不正之邪而发作,临床常见的四时感冒即是时气病。

温病是冬伤于寒,潜藏于体内,至春季阳气生发,温病发作,称之为伏邪温病。

1. 挽耳

【原文】　清旦初起,以左右手交互从头上挽两耳,二七,又引鬓发,举之一七,即血气流通,令头不白,耳不聋。又,摩手掌令热,以摩面,从上下,二七止,去汗气,令面有光。又,摩手令热,雷摩身体,从上至下,名曰干浴,令人胜风寒时气,寒热头痛,百病皆愈。

【证候】　时气候、白发候。

【功用】　祛风散寒,升阳止痛,乌发。

【动作】　①站立姿势(图8-6);②左手向左侧抬起,经侧平举继续向上(图8-7),屈肘,左手大指和食指捏住右耳朵尖,轻轻向上提拉片刻(图8-8),左手打开,还原;③右手向右侧抬起,经侧平举继续向上(图8-9),屈肘,右手大指和食指捏住左耳朵尖(图8-10),向上提拉,一左一右为一次,重复14次;④两手分别置于头部两侧,向上推拉两侧头发(图8-11),一上一下为一次,共做7次;⑤两手搓热,用手按摩面部,如洗脸状14次(图8-12);⑥两手搓热,用手从上至下搓躯干和四肢部位(图8-13)。

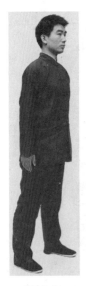
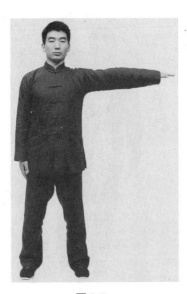
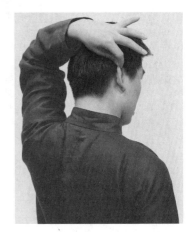

图8-6　　　　　　　　　图8-7　　　　　　　　　　图8-8

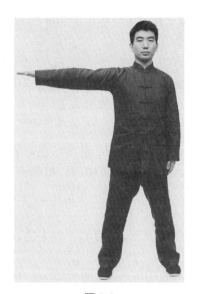
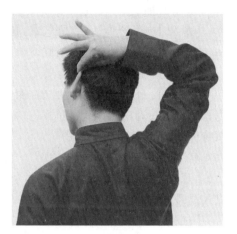

图 8-9　　　　　　　　　　　　　　　　　　图 8-10

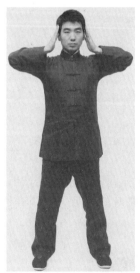
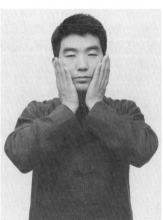
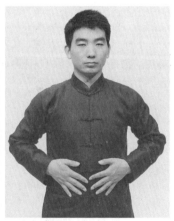

图 8-11　　　　　　　　图 8-12　　　　　　　　图 8-13

2. 存念四海

【原文】　常以鸡鸣时，存心念四海神名三遍，辟百邪，令人不病。东海神名阿明，南海神名祝融，西海神名巨乘，北海神名禺强。

【证候】　温病候。

【功用】　祛邪扶正。

【动作】 ①正坐或仰卧姿势；②凌晨一点到三点心中默想东南西北四海神之名。

3. 存五脏色

【原文】 存念心气赤，肝气青，肺气白，脾气黄，肾气黑，出周其身。

【证候】 温病候、疫疠病候。

【功用】 祛邪延年。

【动作】 ①采用坐姿或卧姿，身体放松；②心里逐一默想心脏为红色，肝脏为青色，肺脏为白色，脾脏为黄色，肾脏为黑色；③上述方法熟练后，默想五色在身体周围环绕。

4. 存光明

【原文】 欲辟却众邪，常存心为炎火如斗，煌煌光明，则百邪不敢干之，可以入温疫之中。

【证候】 温病候、疫疠病候。

【功用】 扶正祛邪。

【动作】 ①坐姿或站姿；②默想心脏五行属火，内心光明透彻。

第三节　病热候导引法

1. 竖足

【原文】 覆卧去枕，立两足。以鼻内气四十所，复以鼻出之。极令微，气入鼻中，勿令鼻知。除身中热，背痛。

【证候】 病热候。

【功用】 除热止痛。

【动作】 ①俯卧位姿势，不用枕头，两臂自然置于身体两侧；②两脚分开，约与肩同宽，两足竖立，足趾着地（图8-14）；③采用鼻吸鼻呼的呼吸方法，将呼吸调节至匀细柔长。

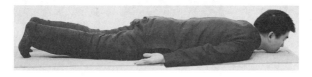

图 8-14

2. 后仰

【原文】 两手却据，仰头向日，以口内气，因而咽之，数十。除热，身中伤，死肌。

【证候】 病热候。

【功用】 除热生肌，疗伤。

【动作】 ①蹲坐姿势（图8-15）；②两肘关节伸直，两手置于身后，距离约与肩同宽（图8-16），两手掌心向下，按于地面，仰头，伸腰（图8-17），用口吸气，咽气数十次；③动作熟练后，臀部离开地面（图8-18）。

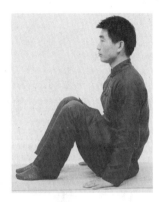

图 8-15

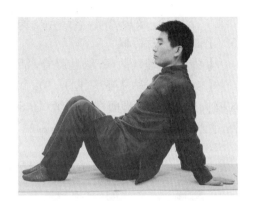

图 8-16

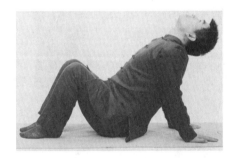

图 8-17

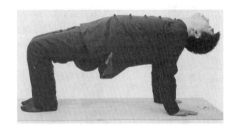

图 8-18

第四节　病冷候导引法

《诸病源候论》里面的病冷候主要的病因病机是阳虚内寒。病冷候则是由于人体的阳气亏虚而阴气亢盛。阳气对应的是热，阴气则对应寒。阳气不足自然寒。究其根本则是邪气趁阳虚而入，突破卫气屏障，真气散失，打破了阴阳平衡的状态，因而阳虚内寒。病冷候之人，面色苍白，脉象迟、紧、微、缓。其所在部位不同，所表现出的症状也会有一定的差别，阳虚在心，则会出现心悸等症状；阳虚在肺，则会出现痰饮内停、喘咳急促等症状；阳虚在脾，则会出现脘腹疼痛、呕吐泄泻、水肿等症状；阳虚在肾，男性会出现遗精阳痿、腰背酸痛，女性则会出现宫寒不孕、痛经等症状。现代医学认为，阳虚内寒可能与神经系统及内分泌系统有关。阳虚内寒的人一般怕冷，这可能是由于基础代谢减缓，热量产生不足的缘故。

1. 伸足

【原文】 一足向下，踏地，一足长舒，向前极势；手掌四方取势。左右换易四七。去肠冷，腰脊急闷，骨疼。令使血气上下布润。

【证候】 病冷候。

【功用】 理气散寒，强壮腰脊，活血止痛。

【动作】 ①站立姿势（图8-19）；②两臂由体侧向上抬举，手指向上（图8-20），左腿向前踢出去，脚面绷直绷紧（图8-21），两手做向内、向外的旋转；③左腿收回，两臂还原，右腿向前踢出（图8-22），两臂再次向上伸展并旋转手掌。

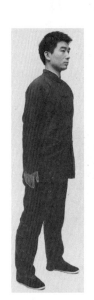
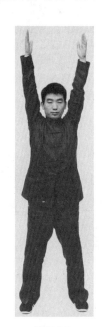
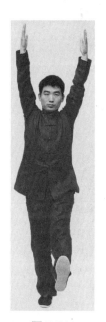
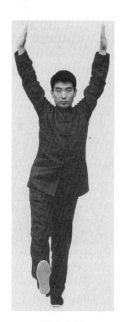

图8-19　　　　　　图8-20　　　　　　图8-21　　　　　　图8-22

2. 合足

【原文】 两足相合，两手仰捉两脚，向上急挽，头向后振，极势，三七。欲得努足，手两向舒张，身手足极势二七。去窍中生百病，下部虚冷。

【证候】 病冷候。

【功用】 补虚散寒，通窍。

【动作】 ①取平坐姿势，上身保持正直（图8-23）；②两腿屈膝，两足心相对，两手分别握住两脚踝，足跟内收（图 8-24）；③两臂向两侧伸展，保持两足内收（图 8-25），略停顿后放松，两手抚按在两膝关节上（图 8-26）。再将两臂伸直，重复 14 次。

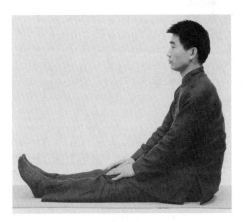

图 8-23

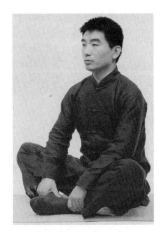

图 8-24

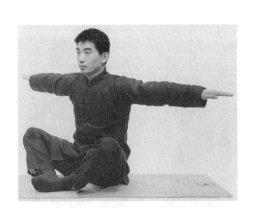

图 8-25

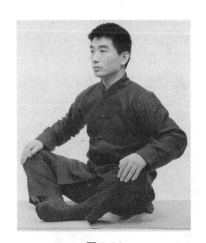

图 8-26

3. 拓席

【原文】　叉跌，两手反向拓席，渐渐向后，努脐腹向前散气，待大急，还放，来去二七。去脐下冷、脚疼，五脏六腑不和。

【证候】　病冷候。

【功用】　散寒止痛，调和脏腑。

【动作】　①取双盘姿势；②两手置于身后，下按于地，上身后仰（图 8-27），腹部向前，到极限，放松，再次伸腰向前推腹部，重复 14 次。

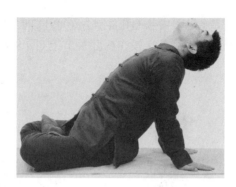

图 8-27

4. 拓腰

【原文】 两手向后拓腰，蹙髀极势，左右转身，来去三七。去腹肚脐冷，两髀急，胸掖不和。

【证候】 病冷候。

【功用】 散肚腹寒，宽胸舒肩。

【动作】 ①站立姿势（图 8-28）；②两手掌置于腰部，掌心贴住肾俞穴处，两手用力向前推，上身后仰（图 8-29），重复数次；③保持两手前推，腰部向左侧旋转（图 8-30），再向右侧旋转（图 8-31），重复 21 次。

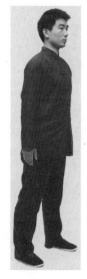
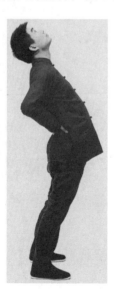
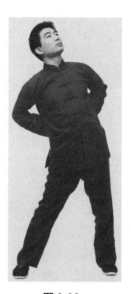
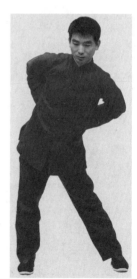

图 8-28　　　　　　图 8-29　　　　　　图 8-30　　　　　　图 8-31

第九章
气病诸候导引法

气病诸候共有证候 25 个。其中涉及导引法的有 4 个证候，包括上气候、卒上气候、结气候和逆气候，共记载 7 条导引法。这些导引法共同的特点是可以理气降气，疏通经络。

第一节　上气候导引法

上气候指的是诸气上逆导致的各种疾病，其症状包括咳嗽、气喘、风水水肿。《素问·五脏生成》说："咳嗽上气，厥在胸中，过在手阳明、太阴。"对于出现上述症状者可以练习本节导引法。

1. 拓腰振臂

【原文】　两手向后，合手拓腰，向上，急势：振摇臂肘，来去七。始得手不移，直向上向下尽势，来去二七。去脊、心、肺气壅闷，散消。

【证候】　上气候。

【功用】　理气降逆，宽胸舒心。

【动作】　①站立姿势（图 9-1）；②两手在身体后侧交叉相握，手背贴在腰部，两手在背部向上提（图 9-2）；③两肘关节向前向后振摇 7 次；④保持手的位置不动，头部开始向下弯，头部带动腰部俯身（图 9-3）、后仰（图 9-4）14 次。

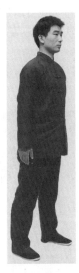
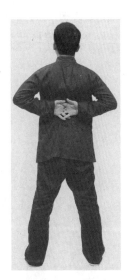

图 9-1　　　　　　图 9-2

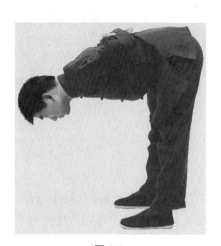
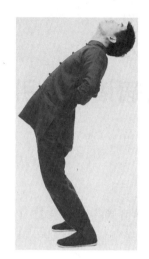

图 9-3   图 9-4

2. 降气式

【原文】　两足两趾相向，五息止。引心肺，去咳逆上气。极用力，令两足相向，意止，引肺中气出；病人行肺内外，展转屈伸，随适，无有违逆。

【证候】　上气候。

【功用】　降气止咳，调节心肺。

【动作】　①站立姿势（图 9-5）；②两腿同时内旋，两足趾相对（图 9-6），幅度逐渐增大，保持此姿势 5 次呼吸，两腿放松，再反方向（图 9-7）。

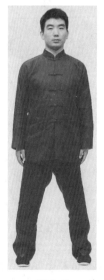
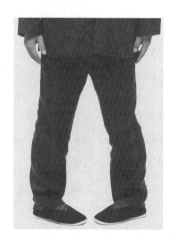
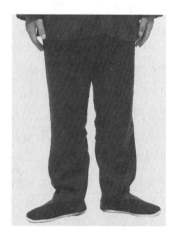

图 9-5   图 9-6   图 9-7

第二节　卒上气候、结气候、逆气候导引法

本节论述卒上气候、结气候、逆气候等证候。

卒上气候是由于肺气虚实不调，或风邪突然侵袭，致脏腑不和，经络痞塞，气上逆，其病在肺、在肝、在风。

结气候是气滞郁结，不得疏散，主要是忧思致病，思则气结，心中有所存念而不疏散，神气似有所呆止而不活动，气机留滞而不能运行，以致结聚于中，发为结气。

逆气候是指由于怒气或者肺气上逆等多种原因导致气上逆，其症状是不得卧、呼吸有声音，行动则气喘，呕吐等。

1. 牵颐

【原文】 两手交叉颐下，自极。利肺气，治暴气咳。以两手交颐下，各把两颐脉，以颐句交中，急牵来著喉骨，自极三通，致补气充足。治暴气、上气、写喉等病。令气调长，音声弘亮。

【证候】 卒上气候。

【功用】 补气降气，利咽开音。

【动作】 ①站立或坐姿（图9-8）；②两手十指交叉，食指外侧置于下颌部位，大拇指轻轻贴近面动脉搏动处（图9-9）；③拉住下颌低头，下颌靠近咽喉部位（图9-10），充分牵拉颈项部位，抬头放松（图9-11），再次低头，重复3次。

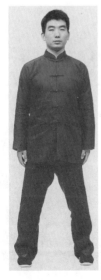

图9-8

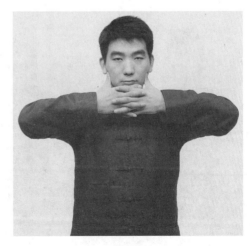

图9-9

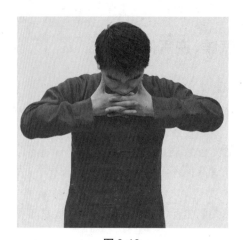

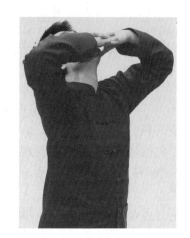

图 9-10 　　　　　　　　　　　　　　　图 9-11

2. 散结式

【原文】 端坐，伸腰，举左手，仰掌，以右手承右胁。以鼻内气自极，七息。除结气。

【证候】 结气候、宿食不消候、卒被损瘀血候。

【功用】 理气散结，活血化瘀。

【动作】 ①取坐姿（图 9-12）；②两手同时向上托举，至胸前，左手翻掌向上，掌心向上托举，右手转向右侧胁肋，按住腋下部位（图 9-13），保持此动作，停顿 3～5 秒。左右手微微放松，再次托举承按胁肋，重复 7 次；③两臂还原，右手向上托，左手承左胁肋（图 9-14），重复 7 次。

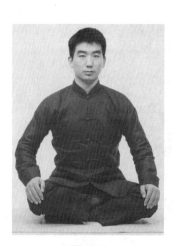

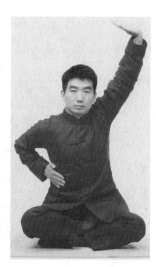

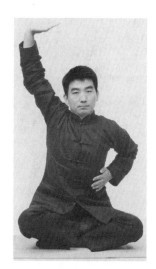

图 9-12 　　　　　　　　　　图 9-13 　　　　　　　　　　图 9-14

3. 舒筋式

【原文】 两手拓肘头，拄席，努肚上极势，待大闷始下，来去上下，五七。去脊背、体内疼，骨节急强，肚肠宿气。行忌太饱，不得用肚编也。

【证候】 结气候。

【功用】 散结止痛，舒筋壮骨。

【动作】 ①仰卧位姿势（图 9-15）；②两手在后背交叉，两手向上推，两肘着地面，腰部抬起达到最大幅度，腰部得到充分拉伸再放松（图 9-16），一上一下为一次，重复 35 次。

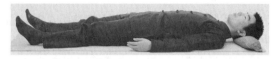

图 9-15

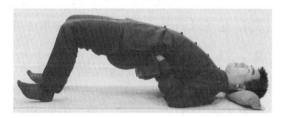

图 9-16

第十章
脚气病、咳嗽、淋病、小便病、大便病诸候导引法

脚气病诸候有 8 条证候，其中脚气缓弱候记载了 6 条导引法。咳嗽病诸候有 15 个证候，其中咳逆候记载了 3 条导引法。淋病诸候 8 证候，诸淋候、石淋候、气淋候 3 个证候记载了 5 条导引法。小便病诸候 8 个证候中，小便数候、遗尿候记载了 3 条导引法。大便病诸候 5 个证候中大便难候、大便不通候、大小便难候共记载了 3 条导引法。虽然各病候记载的导引法不多，但是根据证候和导引法的记载找出规律，也可以为进一步挖掘适合的导引法奠定基础。

第一节　脚气缓弱候导引法

脚气缓弱候主要论述脚气病，在古代是一类很常见的疾病，主要的症状是膝关节到脚麻木不仁，有如虫行，或下肢肿痛，严重者气上冲心、壮热、胸胁满等。可以参考本节导引法。

1. 转头立踵

【原文】　覆卧，傍视，立两踵，伸腰，以鼻内气，自极，七息。除脚中弦痛，转筋，脚酸疼，脚痹弱。

【证候】　脚气缓弱候、转筋候。

【功用】　舒筋止痛，除痹。

【动作】　①俯卧位姿势（图 10-1）；②头转向左侧，两足立起，足趾着地（图 10-2）；③脚尖向回勾，腰部伸展，牵拉腿后侧。

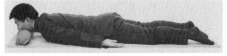
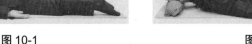

图 10-1　　　　　　　　　　　　　　　　图 10-2

【按语】　本式动作主要针对小腿、脚，头部的旋转可以疏通手臂诸经、膀胱经、督脉等，促进上下气血运行通畅，缓解足部症状。

2. 四字式

【原文】　一足屈之，足趾仰，使急；一足安膝头。散心，两足跟出气向下。一手拓膝头向下急捺，一手向后拓席，一时极势。左右亦然，二七，去膝髀疼急。

【证候】　脚气缓弱候。

【功用】　通利膝髋，缓急止痛。

【动作】　①平坐姿势，两腿伸直（图10-3）；②左腿弯曲，左足置于右膝关节，左手按住左膝关节，右手在右后按在垫子上（图10-4）；③左手用力下按，上身后仰（图10-5）；④左腿伸直，恢复平坐姿势。右腿弯曲，右足置于左膝关节，右手按住右侧膝关节，左手在左后方按在垫子上（图10-6），一左一右为一次，重复14次。

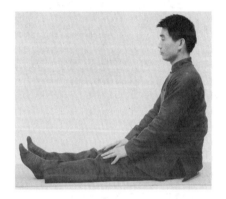

图 10-3

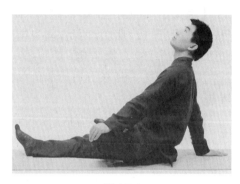

图 10-4

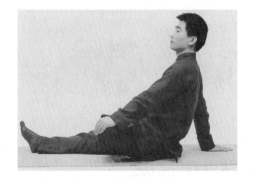

图 10-5

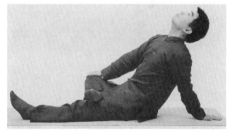

图 10-6

第二节　咳逆候导引法

《诸病源候论·咳嗽病诸候》说："咳逆者，是咳嗽而气逆上也。"其进一步指出，咳嗽是由于肺感受寒邪导致，寒邪入侵，肺失于宣发肃降，胃气上逆，导致肺气胀满，形成咳逆，这是临床比较常见的证候。有咳嗽症状者可以参考本节导引法进行调理。

1. 闭气自咳

【原文】 先以鼻内气，乃闭口，咳，还复以鼻内气，咳则愈。

【证候】 咳逆候。

【功用】 宣肺止咳。

【动作】 ①坐姿；②用鼻子缓缓吸气，闭气，故意咳嗽出来（图10-7），以口呼气，再次鼻吸气，闭气，自行咳嗽。

2. 吸腹

【原文】 向晨，去枕，正偃卧，伸臂胫，瞑目，闭口无息，极，胀腹、两足，再息顷间，吸腹，仰两足，倍拳；欲自微息定，复为之。春三、夏五、秋七、冬九。荡涤五脏，津润六腑。所病皆愈。

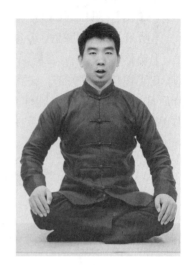

图 10-7

【证候】 咳逆候、积聚候、癥瘕候。

【功用】 下气止咳，调节脏腑。

【动作】 ①仰卧位，两臂两腿伸直（图10-8）；②两目闭合，调节呼吸，在一呼一吸之间，闭气，腹部用力鼓起，再吸气的时候收腹，两足趾向回勾，后背向上拱起（图10-9），如此重复。

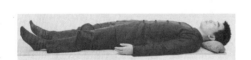

图 10-8

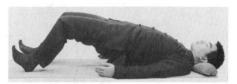

图 10-9

第三节　诸淋候、气淋候导引法

本节包括诸淋候、气淋候。

诸淋候，是淋病的概述，基本病机是肾虚膀胱有热，肾虚则小便数，膀胱热则水下涩痛，淋沥不尽。临床所见，小便时不通畅，尿频，小腹有急涩不舒感，甚至时有掣痛，引及脐下。

气淋是小腹胀痛而小便淋沥不畅，主要原因是膀胱热气，导致胀满不适。

1. 屈膝挽趾

【原文】 蹲踞，高一尺许，以两手从外屈膝内入，至足跌上，急手握足五趾，极力一通，令内曲。以利腰髋，治淋。

【证候】 诸淋病、遗尿候。

【功用】 通淋止痛。

【动作】 ①身体下蹲的姿势（图10-10）；②双手从体侧垂下，经小腿后面，从两腿中间伸出来（图10-11），双手紧紧握住足趾，使足趾弯曲（图10-12）。

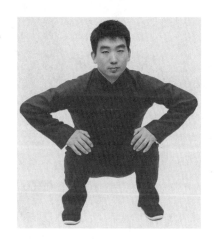 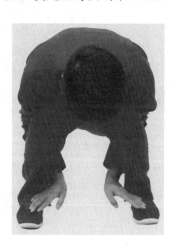

图10-10　　　　　　　　　　　　　　图10-11

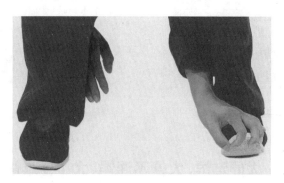

图10-12

2. 跟膝胫式

【原文】 以两足踵布膝，除癵。

【证候】 气淋候、小便数候。

【功用】 利尿通淋。

【动作】 ①取平坐姿势，两手自然置于身体两侧；②左足跟从右腿踝关节内侧开始沿着小腿内侧向上提拉,至右膝关节处(图 10-13),再从右膝关节沿着胫骨向下推按,直到右踝关节(图 10-14),如此重复;③右足跟从左踝关节内侧沿胫骨向上提拉,至左膝关节处(图 10-15),再由上向下推按(图 10-16)。

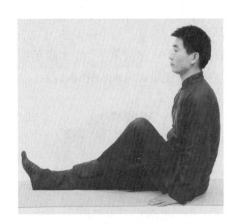
图 10-13

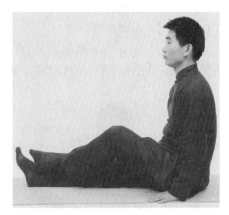
图 10-14

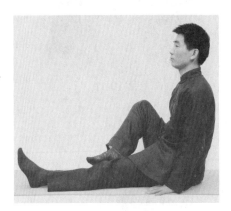
图 10-15

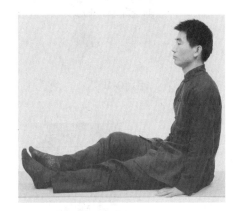
图 10-16

第四节 大便难候、大便不通候、大小便难候导引法

便秘在人群中的患病率高达 27%,但只有一小部分便秘者会就诊。便秘可以影响各年龄段的人,其中女性多于男性,老年多于青、壮年。便秘发病率高、病因复杂,已严重影响人们的生活质量,多数患者对此感到很苦恼。

便秘常表现为:便意少,便次少;排便艰难、费力,排便不畅;大便干结、硬便,排便不净感;便秘伴有腹痛或腹部不适。部分患者还伴有失眠、烦躁、多梦、抑郁、焦虑等精神心理障碍。

由于便秘是一种较为普遍的症状，大部分人认为便秘不是病，不用治疗，但实际上便秘的危害很大。便秘的"报警"征象包括便血、贫血、消瘦、发热、黑便、腹痛等和肿瘤家族史。如果出现报警征象应马上去医院就诊，做进一步检查。

1. 捻胁

【原文】 偃卧，直两手，捻左右胁。除大便难，腹痛，腹中寒。口内气，鼻出气，温气咽之数十，病愈。

【功用】 通便止痛，理气散寒。

【证候】 大便难候。

【动作】 ①仰卧位，两臂置于身体两侧（图10-17）；②肘关节弯曲，两手推按两胁肋部位（图10-18），从上到下，再从下到上；③动作过程中配合口吸鼻呼的呼吸方法。

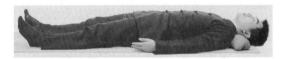

图 10-17

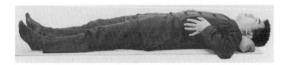

图 10-18

2. 龟行气

【原文】 龟行气，伏衣被中，覆口鼻头面，正卧，不息九通，微微鼻出内气。治闭塞不通。

【证候】 大便不通候。

【功用】 理气通便。

【动作】 ①仰卧位；②用被子或衣服盖住全身，如同乌龟；③缓缓用鼻呼气，一呼一吸之间停顿闭气。

3. 带便

【原文】 正坐，以两手交背后，名曰带便。愈不能大便，利腹，愈虚羸。反又两手着背上，推上使当心许，跌坐，反到九通。

【证候】 大小便难候。

【功用】 利大小便，补益虚羸。

【动作】 ①平坐姿势，两臂自然置于身体两侧；②两手在身后十指交叉，按于腰部（图10-19），由腰部向上推按（图10-20），再向下推按，重复9次。

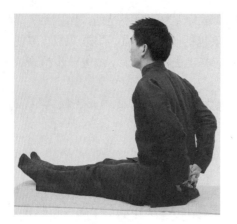

图 10-19

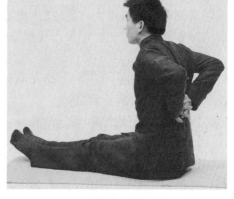

图 10-20

第十一章
脏腑病诸候导引法

　　按照《诸病源候论》的分类，五脏六腑病共有 13 个证候，每个证候都论述了相关脏腑的生理病理特点和主要症状，并论述了相应的诊断思路和导引法，其中 7 个证候记载了导引法共 11 条，系统讲解了六字诀在脏腑病中的应用。参考现代疾病分类，本节将脏腑病候之后的腹痛病诸候、心腹痛病诸候一并研究讨论。

第一节　五脏病候导引法

　　本节包括肝心脾肺肾五脏的病候。

　　肝病候有虚实两种：实则肝气盛，肝气、肝火上逆；虚是血不足，血脉不荣，魂神失养。

　　心病候分虚实：实证常见胸闷、心痛、两臂内侧疼痛、喜笑不休，应该采用泻法。虚证常见惊悸、恍惚、面色无华、经常忧悲，应该采用补法。

　　脾病候实证为形体有余，常见身体重，肌肉松弛，容易抽筋，足下疼痛，在内则腹胀、大小便不利；虚证为脾气不足，常见四肢无力、泄泻、饮食不消化，甚至腹胀、肠鸣等。

　　肺病候实证为邪气有余，常见喘咳逆气，肩背痛、汗出；虚证为肺气不足，常见气短、肺气不能接续，耳聋不闻，咽喉干燥。

　　肾病候有虚有实：实证见腹胀、飧泻、身体肿，喘咳、汗出、恶风等，面目发黑、小便色黄，是阳虚寒甚，水气泛滥的表现。虚证见四肢逆冷，腰背寒冷，胸中痛，耳鸣不聪，是肾气不足的表现。

　　五脏病候包括的范围非常广泛，以下导引法只是举例，可以根据不同症状选择书中其他章节导引法以调理相应脏腑。

1. 呵字诀

　　【原文】　肝脏病者，愁忧不乐，悲思嗔怒，头眩眼痛，呵气出而愈。

　　【证候】　肝病候。

【功用】 化解忧愁，疏肝解郁，调畅情志。

【动作】 ①站立姿势；②呵字诀操作方法：口唇微张，舌体微微后缩并上拱，舌后部两边轻贴上槽牙，首先发拼音"h"的声音，这是呵字诀的基本口型，发"e"的声音。

2. 呼吹字诀

【原文】 心脏病者，体有冷热，若冷，呼气出；若热，吹气出。

【证候】 心病候。

【功用】 调节心脏，除去寒热。

【动作】 ①站姿或坐姿。②呼字诀操作方法：唇齿张开，口唇撮圆并放松前伸，舌两侧上卷，在此口型的基础上如同吹蜡烛一样发"hu"的声音即可。③吹字诀方法为：吹字诀的口型是动态的，第一步舌尖轻轻抵在上齿内侧，两唇和牙齿稍微张开，发拼音"ch"的声音；第二步，把张开的两唇稍微闭合，舌尖放平，发拼音"u"的声音；第三步，把两唇再稍微张开一些，同时舌尖轻轻抵在下齿内侧，发拼音"i"的声音；运用时把这三步连起来发音。

3. 侧卧伸臂

【原文】 左卧，口内气，鼻出之，除心下否鞕也。

【证候】 心病候、积聚候。

【功用】 理气消积，调养心气。

【动作】 ①左侧卧位，肘膝关节伸直；②用口吸气，鼻子呼气，体会随着呼吸腹部的起伏。

4. 嘻字诀

【原文】 脾脏病者，体面上游风习习，痛，身体痒，烦闷疼痛，用嘻气出。

【证候】 脾病候。

【功用】 除烦止痛，祛风止痒。

【动作】 ①站立姿势；②嘻字诀的操作方法：牙齿合拢，口唇微张，上下门牙对齐，槽牙上下轻轻用力咬合，舌尖放平并轻抵下齿，嘴角微微后引。

5. 嘘字诀

【原文】 肺脏病者，体、胸、背痛满，四肢烦闷，用嘘气出。

【证候】 肺病候。

【功用】 理肺除烦，除胸背痛。

【动作】 ①站立姿势；②嘘字诀操作方法：唇齿微张，嘴角后引，口唇微微用力拉"扁"，槽牙上下平对而中间留有空隙，舌尖放平，舌体微微后缩，舌两边与槽牙之间也留有空隙，唇齿微张，发拼音"x"的声音，这时的口型是嘘字诀的基本口型，然后在此口型的基础上，口角微微用力拉开，发"u"的声音。

6. 平坐俯身

【原文】 平坐,伸腰,两臂覆手据地,口内气,鼻出之。除胸中、肺中病也。

【证候】 肺病候。

【功用】 除胸肺病,强壮腰脊。

【动作】 ①平坐姿势,两臂自然垂于体侧;②两腿向左右分开,上身前俯,两手掌向下按于地面;③动作熟练之后,先用口吸气,前俯时用鼻子缓缓呼气,幅度由小到大。

7. 呬字诀

【原文】 肾脏病者,咽喉窒塞,腹满耳聋,用呬气出。

【证候】 肾病候。

【功用】 调节肾气,利咽开音,理气开窍。

【动作】 ①取站立姿势;②呬字诀操作方法:牙齿合拢,口唇微张,上下门牙对齐,舌尖放平并轻抵下齿,嘴角微微后引,这个口型好似天冷时倒吸气发出"嘶"的样子,在此口型的基础上,变吸气为呼气,接着发"si"的声音。

8. 散盘挽足

【原文】 两足交坐,两手捉两足解溪,挽之,极势,头仰,来去七。去肾气壅塞。

【证候】 肾病候。

【功用】 调畅肾气。

【动作】 ①平坐姿势;②左脚收回,左脚跟靠近会阴部位,右脚收回,右脚跟靠近左足背;③左右两手分别握住两脚踝,向内向上用力,同时头向后仰。停顿3～5秒;④头向前俯,两肘关节靠近膝关节并向下压,头再次后仰,如此重复7次。

第二节 其他脏腑病候导引法

本节包括膀胱病候、五脏横病候、腹痛候、腹胀候等。

膀胱病候有虚实之分,实证为邪气有余,邪郁化热,小便不通,小腹肿痛。虚证为阳气不足,阳虚生内寒、气不化水,所以小便次数增多,面色发黑。

五脏横病候提出了疾病分类的方法,如果五脏之间生克乘侮,则为正经自病,如果是外邪所伤,乘虚内侵,形成病变,则为横病。这种分类方法较为少用。

腹痛候是脏腑气虚,寒冷之邪气客于肠胃,结聚不散,导致疼痛。

腹胀候是由于阳气外虚,阴气内积,病发于脾胃,可以涉及肝肾、膀胱等。

以上证候可以参考本节导引法。

1. 伸臂旋腰

【原文】 蹲坐，欹身，努两手向前，仰掌，极势，左右转身腰，三七。去膀胱内冷，血风，骨节急强。

【证候】 膀胱病候。

【功用】 温腹祛风，除膀胱冷，理血柔筋。

【动作】 ①身体下蹲，全脚掌着地（图11-1）；②两臂向前抬起，掌心向上，同时两脚跟离地，前脚掌着地（图11-2）；③两手带动上身向左旋转，再向右旋转（图11-3），重复21次，动作幅度由小到大，动作过程中可以脚掌放平适当调整。

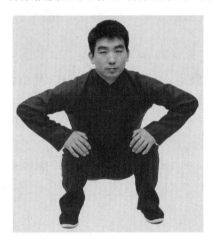

图 11-1

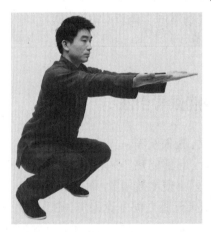

图 11-2

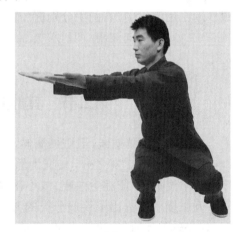

图 11-3

【按语】 本导引法两手臂向前，胳膊和上身构成直角。直角可以发挥锁扣的作用，控制气血的运行，好比是控水的阀门。通过这一伸一屈、一松一紧的练习，就可以有效且有目的地改善体内气血的运行。

2. 存各色光

【原文】　从膝以下有病，当思脐下有赤光，内外连没身也；从膝以上至腰有病，当思脾黄光；从腰以上至头有病，当思心内赤光；病在皮肤寒热者，当思肝内青绿光。皆当思其光，内外连而没己身，闭气，收光以照之。此消疾却邪甚验。笃信，精思行之，病无不愈。

【证候】　五脏横病候。

【功用】　祛邪消疾。

【动作】　①采用坐姿（图11-4）；②根据疾病部位不同，观想不同的部位和光色，如果疾病在膝关节以下，观想肚脐下红光绕身，如果疾病在腰膝之间，观想黄光从脾脏发出而环绕身体；③如果疾病在头腰之间，观想心内红光充满全身，如果疾病在皮肤，观想肝内青色、绿色之光充满全身。

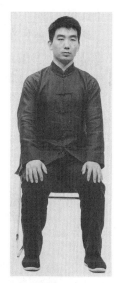

图 11-4

3. 伸展手足

【原文】　偃卧，展两胫、两手，仰足指，以鼻纳气，自极七息。除腹中弦急切痛。

【证候】　腹痛候。

【功用】　除腹中痛，柔筋缓急。

【动作】　①仰卧，两臂、两腿伸直（图11-5）；②两手、两踝关节外旋（图11-6），再内旋；③上述动作熟练后，在踝关节外旋时配合脚面绷紧、绷直，内旋时脚尖向回勾，重复7次。

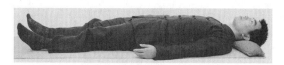

图 11-5

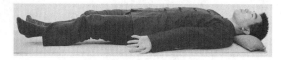

图 11-6

4. 消胀式

【原文】　蹲坐，住心，卷两手，发心向下。左右手摇臂，递互敧身，尽髋势。卷头筑肚，两手冲脉至脐下，来去三七。渐去腹胀肚急闷，食不消化。

【证候】 腹胀候。

【功用】 理气消胀，消食。

【动作】 ①下蹲姿势（图 11-7）；②两手握拳，中指相对，置于膻中穴处（图 11-8），两肘关节同时向左，带动上身向左旋转（图 11-9），再向右旋转（图 11-10），重复 21 次；③握拳的两手松开变掌，从膻中向下推按至肚脐下（图 11-11），上身微微前倾，两手再由下向上，如此重复；④动作熟练后，向左旋腰时，两手向下推（图 11-12），还原时两手向上，向右旋腰时再次向下推（图 11-13），还原时两手向上。

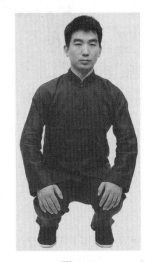

图 11-7

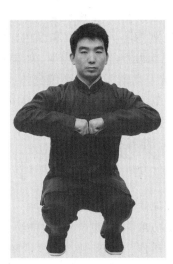

图 11-8

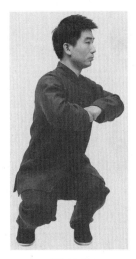

图 11-9

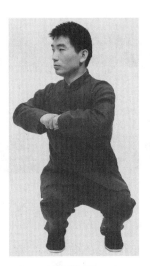

图 11-10

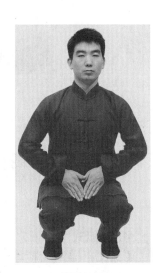

图 11-11

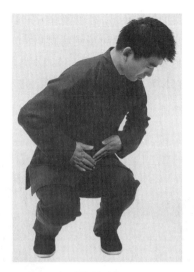

图 11-12

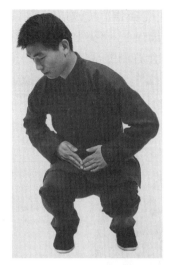

图 11-13

【按语】 膻中穴属于奇经八脉中的任脉，位于胸腹正中线，两乳头连线的中点，高度上与第四肋间隙相平。膻中穴是人体"八会穴"之一，"气会膻中"，故又称为"上气海"，双手合十、抱拳礼、拱手礼皆与此穴有密切关系。

5. 伸腰调息

【原文】 若腹中满，食饮苦饱，端坐，伸腰，以口内气数十，满，吐之，以便为故，不便复为之。有寒气，腹中不安，亦行之。

【证候】 腹胀候、食伤饱候。

【功用】 温腹散寒，理气消食，除寒热。

【动作】 ①采用坐姿；②下颌微内收，百会向上提；③采用口吸口呼的呼吸方法，增加腹部的起伏，重复数十次，以胃肠蠕动增加，甚至排便为度。

【按语】 百会穴位于头顶中央，头顶正中线与两耳尖连线的交点处，属于督脉。因诸多经气聚会于此，故曰"百会"。这个位置是人体最高的地方，为"三阳五会"，是厥阴之气上会三阳之处，也是阳维脉、阴维脉之大会之处。百会上提就促进伸腰。

6. 胁肋式

【原文】 两手向身侧一向，偏相极势；发顶足，气散下，欲以烂物解散。手掌指直舒，左右相皆然。来去三七。始正身，前后转动膊腰七。去腹肚胀，膀胱、腰脊、臂冷，血脉急强，悸也。

【证候】 腹胀候。

【功用】 理气消胀，柔筋缓急，强健腰脊。

【动作】　①站立姿势（图11-14）；②两臂由体侧抬起，经侧平举（图11-15），继续向上，在头上方合掌（图11-16），两手带动两臂、上身向左侧弯腰（图11-17），体会右侧腰部、胁肋得到拉伸；③起身，再向右侧弯（图11-18），保持两手向上拉伸。一左一右为一次，重复21次；④身体恢复直立，两臂下落，向左旋腰（图11-19），再向右旋腰（图11-20），重复7次。

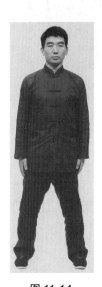

图 11-14

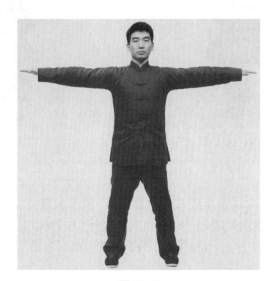

图 11-15

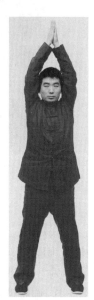

图 11-16

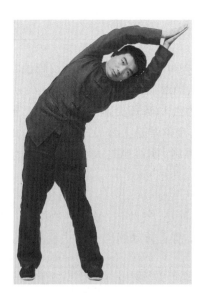

图 11-17

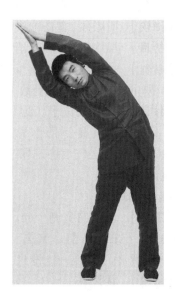

图 11-18

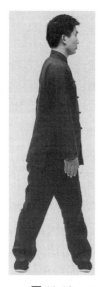
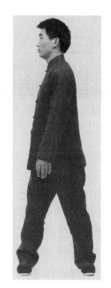

图 11-19　　　　　　　　　　　　图 11-20

【按语】　本导引法重点牵拉胁肋部位，动作向左右，但要随时体会正身的要领，"正身"指的是身体端正，不偏不斜，使气机通达。身体的端正是不同功法的基本要求，在练功过程中经常提到的百会上顶、虚领顶劲、竖脊含胸都是对身正的要求。只有在身正的基础上做各种动作才更有意义。

7. 安卧吞津

【原文】　行大道，常度日月星辰。清净以鸡鸣，安身卧，嗽口三咽之。调五脏，杀蛊虫，令人长生，治心腹痛。

【证候】　心腹痛候、蛊毒候。

【功用】　调理五脏，杀虫止痛，延年。

【动作】　①凌晨一点到三点时，仰卧位，身体放松（图 11-21）；②舌尖放平，轻贴上腭，待口中津液分泌，开始鼓漱，分成三次吞津。

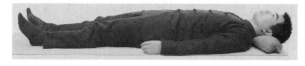

图 11-21

【按语】　为了更好地促进津液分泌，需要采用舌抵上腭的方法，在自然的状态下，舌尖轻轻地抵在上门牙内牙根与牙龈的交接处。检验的方法是不要张嘴，仅将上下两唇微微张开，此时舌尖则"吧嗒"一声自然从齿龈之间落下，恢复平直的状态。

第十二章
内科其他病候导引法

本节包括了卷 17～27 的导引法，涉及的疾病有虫病、积聚、癥瘕、疝病、痰饮、癖病、否病（指痞证）、脾胃病、呕哕病、宿食不消、水肿病、霍乱病、中恶病、尸病、蛊毒病、血病、毛发病等。这些病候的特点是，导引法的条文较少，与目前导引法应用现状不同。如霍乱病候有 12 条导引法，而导引法比较擅长的病候如脾胃病、积聚则涉及较少。因此通过对导引法的研究找出规律是研究的意义所在。

第一节　三虫候、积聚候导引法

本节论述三虫候、积聚候。

三虫候指的是蛔虫、姜片虫、蛲虫，是九种虫病的三种，也是比较常见的三种。

积聚候是脏腑虚弱，感受风邪，搏结于脏腑而发病，在六腑为聚，入五脏为积。浮而活动为聚，沉而留着为积，聚病痛无常处，积病痛处固定。脏腑受邪，邪气留滞日久，发为积聚。如果及时采取措施，可以避免积聚发生，或防止其进一步加重。

1. 叉手抱头

【原文】 以两手着头相叉，长引气，即吐之。坐地，缓舒两脚，以两手从外抱膝中，疾低头，入两膝间，两手交叉头上，十二通。愈三尸也。

【证候】 三虫候、蛊毒候。

【功用】 治疗虫病。

【动作】 ①平坐姿势，然后两膝关节弯曲（图 12-1）；②两手从两膝关节外侧经腘窝伸出来，上身前俯，低头（图 12-2）。

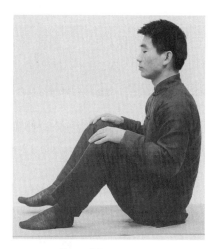

图 12-1

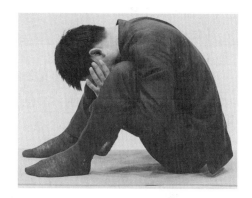

图 12-2

2. 相踏

【原文】 以左足践右足上。除心下积。

【证候】 积聚候。

【功用】 除心下积,除烦止呕。

【动作】 ①站立或仰卧姿势(图 12-3);②将左腿抬起,左足踏在右足背上,缓缓向下用力(图 12-4);③反方向运动,右足踏在左足背上(图 12-5)。

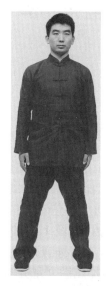

图 12-3

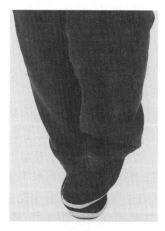

图 12-4

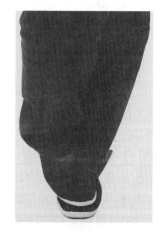

图 12-5

3. 向日式

【原文】 病心下若积聚，端坐伸腰，向日仰头。徐以口内气，因而咽之，三十过而止。开目。

【证候】 积聚候。

【功用】 理气消积。

【动作】 ①采用坐姿，腰部充分伸展（图12-6）；②仰头向天，充分拉伸颈部前侧（图12-7），两目微闭，仰头过程中，缓缓用口吸气，呼气头还原（图12-8），如此重复30次。

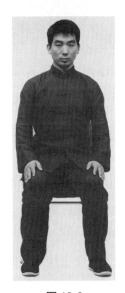 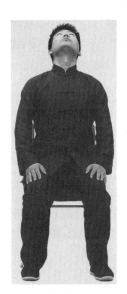 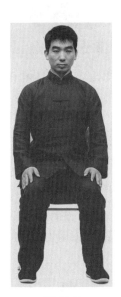

图12-6 　　　　　　　图12-7 　　　　　　　图12-8

4. 按胁

【原文】 以左手按右胁，举右手极形。除积及老血。

【证候】 积聚候、宿食不消候。

【功用】 活血消积，温胃散寒。

【动作】 ①取坐姿；②两臂同时向右侧抬起，左手掌心向上，置于右胁肋旁，右手掌心向下，与肩相平（图12-9）；③左手按住右侧胁肋部位，右手立掌（图12-10），并继续向上举，至最高点（图12-11），体会右侧胁肋得到充分拉伸；④左手放平，掌心向上，右手向右侧缓缓下落，两臂向斜前方抬起（图12-12），逐渐还原；⑤两手向左侧抬起，右手掌心向上，置于左胁肋旁，左臂伸直，掌心向下，与肩相平（图12-13）；⑥右手按住左胁肋部位（图12-14），左手立掌并向上托举（图12-15）；⑦右手打开，两臂还原（图12-16）。

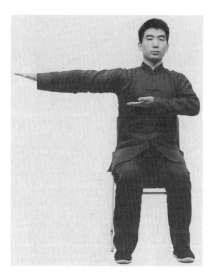

图 12-9

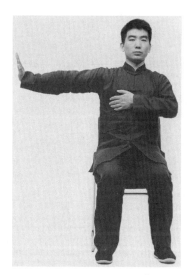

图 12-10

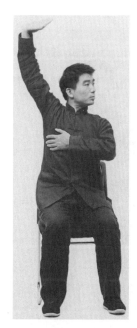

图 12-11

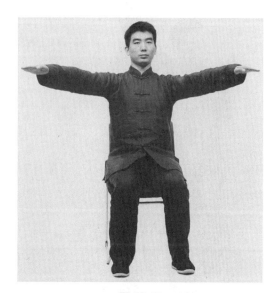

图 12-12

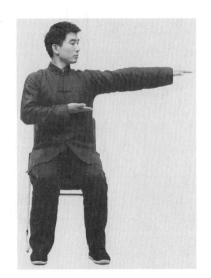

图 12-13

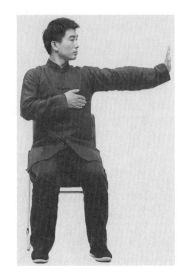

图 12-14

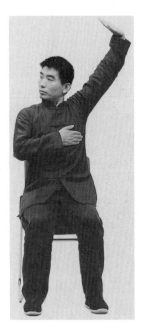

图 12-15

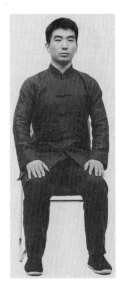

图 12-16

5. 正坐调息

【原文】 正坐向王气,闭口微息,张鼻取气,逼置脐下,小口微出气,十二通。以除结聚。低头不息十二通,以消饮食,令身轻强。行之,冬月令人不寒。

【证候】 积聚候、宿食不消候。

【功用】 消食散结。

【动作】 ①取坐姿(图12-17);②调节呼吸至匀细柔长,用力张开鼻孔,用鼻吸气,意想吸气到肚脐下,用口缓缓呼气,重复12遍;③恢复坐姿,呼气时低头,呼气结束,低头到最大幅度闭气(图12-18),吸气时头还原,如此重复12遍。

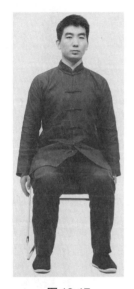

图 12-17

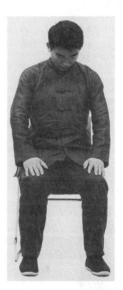

图 12-18

6. 仰掌

【原文】 端坐伸腰,直上,展两臂,仰两手掌,以鼻内气,闭之自极,七息,名曰蜀王乔。除胁下积聚。

【证候】 积聚候。

【功用】 消除积聚。

【动作】 ①采用坐姿,两臂自然置于身体两侧(图12-19);②两臂由向前抬起,掌心相对,至与肩平(图12-20),两臂继续向上伸展,立掌,掌心向上(图12-21),两臂之间约构成45°角;③两手十指交叉相握,两手下拉至胸前(图12-22);④两手变掌,掌根相对(图12-23),掌心向上,再次向上托举(图12-24),重复7次。

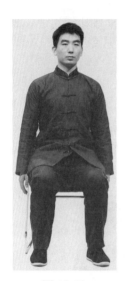
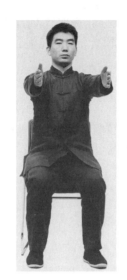
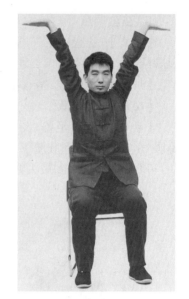

图 12-19　　　　　　　图 12-20　　　　　　　图 12-21

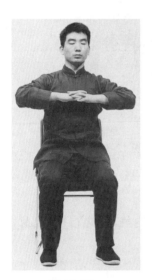
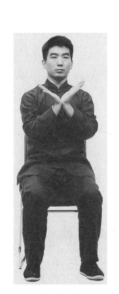
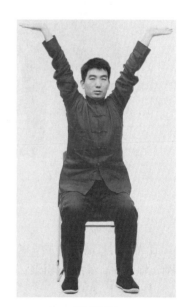

图 12-22　　　　　　　图 12-23　　　　　　　图 12-24

　　【按语】　①在两掌上托时，注意力通过头顶的前发际关注两掌。通过这样的修习发动人体阳气，不仅使身体内芜杂可以通过毛窍排出体外，而且还可以加强体内外气体的交换。②本动作可以与易筋经的掌托天门势、八段锦的两掌托天理三焦和十二段锦的托天按顶相互参照。

第二节 寒疝候、疝瘕候导引法

本节包括寒疝候、疝瘕候。

寒疝候病机为"阴气积于内，则卫气不行"，常遇寒而发，其病较一般腹痛为甚。

疝瘕候是指腹痛时有瘕块肿起，推之可以移动，疼痛剧烈，腹中拘急，疼痛上引腰背，下引少腹，相当于肠疝。

上述证候，有一些属于临床急症，应及时医院救治，对于症状较轻，保守治疗者或者手术治疗后，为防止复发，可以采用以下导引法调理。

1. 下蹲挽趾

【原文】 蹲踞，以两手举足，蹲极横。治气冲。肿痛，寒疝入上下。致肾气：蹲踞以两手捉趾，令离地，低跟极横，挽，自然一通。愈荣卫中痛。

【证候】 寒疝候。

【功用】 调和营卫，散寒止痛。

【动作】 ①身体下蹲姿势（图12-25）；②两脚尖充分向外摆，脚跟相互靠近（图12-26）；③双手握住两足踇指，用力向上提起（图12-27），一松一紧重复数次。

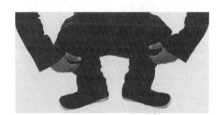

图 12-26

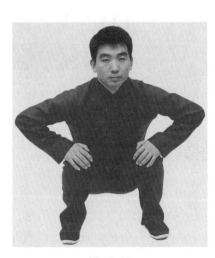

图 12-25

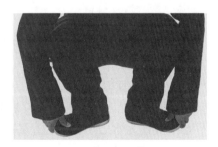

图 12-27

2. 抬腿挽趾

【原文】 挽两足趾，五息止，引腹中气。去疝瘕，利孔窍。坐，舒两脚，以两手捉大拇指，使足上头下，极挽，五息止，引腹中气，遍行身体。去疝瘕病，利诸孔窍，往来易行。久行，精爽、聪明、修长。

【证候】 疝瘕候。

【功用】 消疝开窍，聪耳明目。

【动作】 ①平坐姿势，两臂自然下垂；②两手向前伸握住两足趾（图12-28）；③两手用力向上拉，两腿抬起，至两足高于头部（图12-29），略停顿后，两腿还原（图12-30）；④重复抬腿的动作5次。

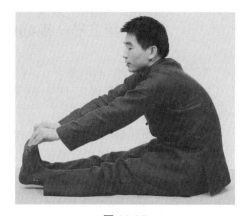

图 12-28

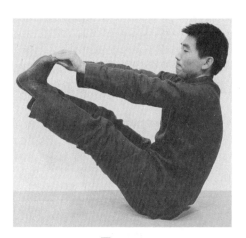

图 12-29

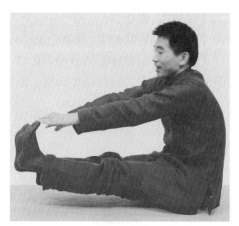

图 12-30

第三节　痰饮病诸候导引法

本节论述痰饮候、诸饮候。

痰饮是病理产物，也是导致疾病的因素，《诸病源候论》责之"气脉闭塞、津液不通"，痰饮为水之所化，凭借气脉流通输布全身。三焦是水液运行的通路，痰饮为病，多与三焦有关。

诸饮是各种痰饮为患的证候，其症状为两胁胀满、心胸烦闷、口干呕逆等，其病机与营卫气涩、三焦不畅有关。

痰饮有关的证候可以参考以下导引法。

1. 侧卧调息

【原文】　左右侧卧，不息十二通，治痰饮不消。右有饮病，右侧卧；左有饮病，左侧卧。又有不消者，以气排之。左右各十有二息，治痰饮也。

【证候】　痰饮候。

【功用】　化痰消饮。

【动作】　①左侧卧位，两腿自然弯曲（图12-31）；②右手置于右侧大腿部位，左手肘关节弯曲，置于头下；③两目微闭，调节呼吸至匀细柔长。

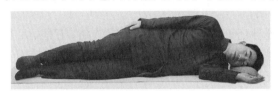

图 12-31

2. 鹜行气

【原文】　鹜行气，低头倚壁，不息十二通，以意排之，痰饮宿食从下部出，自愈。鹜行气者，身直颈曲，排气下行而一通，愈宿食。久行自然能出，不须孔塞也。

【证候】　诸饮候、宿食不消候。

【功用】　化痰消食。

【动作】　①站立姿势，两脚间距离与肩同宽（图12-32）；②膝关节弯曲身体下蹲，臀部坐于足跟上，前脚掌着地，两手按于大腿根部位（图12-33）；③低头，拉伸项部和上背部位（图12-34），仰头，拉伸颈部和前胸（图12-35），随着呼吸想象气从上而下，反复操作12次。

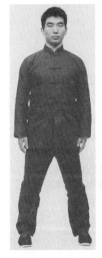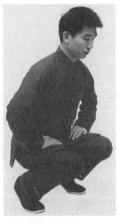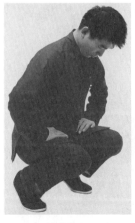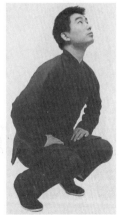

图 12-32　　　　图 12-33　　　　图 12-34　　　　图 12-35

【按语】《诸病源候论》非常重视痰饮在疾病发生过程中的重要作用，可谓痰饮致病的奠基之作。文中讲到的导引法也为化痰提供了新的思路。

第四节　癖候、诸否候导引法

本节包括癖候、诸否候。

癖候在于两胁之间，以肝脾肿大为多数，与痰饮有关，水饮停积不散是常见病因。

诸否候是指各种痞证，痞证种类很多，有八痞、五痞、六痞之说，其病机都是营卫失和，气机痞塞，导致腹内气结胀满，闭塞不通，时有壮热等。

出现上述证候者可以参考以下导引法进行调理。

1. 蹲坐低头

【原文】　举两膝，夹两颊边，两手据地，蹲坐，故久行之，愈伏梁。伏梁者，宿食不消成癖，腹中如杯如盘。宿痈者，宿水宿气，癖数生痈。久行，肠化为筋，骨变为实。

【证候】　癖候。

【功用】　理气消食，行水散痈。

【动作】　①站立姿势（图 12-36）；②身体下蹲，膝关节弯曲，臀部靠近两足跟（图 12-37）；③两臂向前伸出，按于身体斜前方，低头，两膝关节夹住两面颊（图 12-38），保持此姿势 3～5 秒；④抬头，两臂抬起，放松一次，然后再重复该动作。

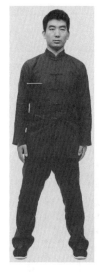
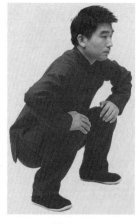
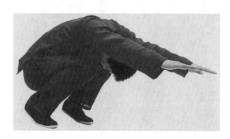

图 12-36　　　　　　图 12-37　　　　　　　　图 12-38

2. 拱背

【原文】 正坐努腰,胸仰举头,将两手指相对,向前捺席使急,身如共头胸向下,欲至席还起,上下来去二七。去胸肋否,脏冷,膈疼闷,腰脊闷也。

【证候】 诸否候。

【功用】 散结消痞,理气散寒。

【动作】 ①两足两膝关节着地,跪坐于垫子上(图12-39);②两手前伸,按于地面,两手距离约与肩同宽(图12-40);③抬头,臀部上翘,腰部下塌(图12-41);④身体放平(图12-42),用力低头,后背拱起(图12-43),一上一下为一次,重复14次。

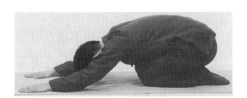

图 12-40

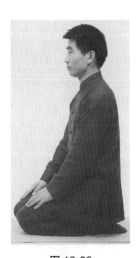

图 12-39

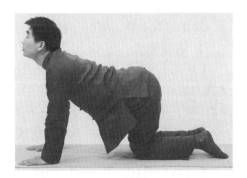

图 12-41

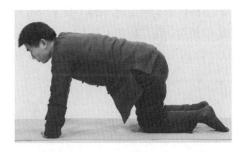

图 12-42

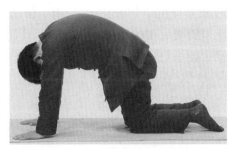

图 12-43

【按语】 ①本导引法的重点是缩身、拱背，"头""尾"相接，做这个动作时，胸腹内收，使体内之气尽力排空，犹如用力握紧吸水的海绵一般。当抬头翘尾、伸展胸腹时，身体自然充分吸气入内并使气充沛全身。②人体腰背属阳、胸腹属阴。此式通过缩身拱背、伸展胸腹的练习，可以促进人体阴阳、气血的运行，真可谓法简效宏。试观虎、猫等动物亦常做此动作，盖同理也。③练习纯熟之后，可以在脊柱及腰背向上拱起时，配合呼气。头及尾间上翘时，配合吸气。动作略停时，配合闭气。脊柱伸展成一条直线时，自然呼吸，将呼吸调整均匀。但这些都应顺其自然，不必强求。

第五节　脾胃病、呕哕病导引法

本节包括脾胃气不和不能饮食候、呕吐候等。

脾胃气不和不能饮食候的主要症状是消化不良，腹内胀满、或泄泻、不能饮食，这是脾胃两病，尤其是脾气不能运化导致，多为虚实夹杂的证型，在治疗方面，应该消补兼施。

呕吐一证，病情复杂，多为脾胃虚弱，感受外邪，或者宿食内停。多属于虚寒导致的肝脾不和，寒邪上逆，遏制阳气，呕吐常伴有心悸烦闷、大便稀溏。

对于脾胃不适、消化不良、呕吐等可以参考本节的导引动作。

1. 展臂伸腰

【原文】 欹身，两手一向偏侧，急努身舒头，共手竟扒相牵，渐渐一时尽势。气共力皆和，来去左右亦然，各三七。项前后两角缓舒手，如是似向外扒，放纵身心，摇三七；递互亦然。去太仓不和，臂腰虚闷也。

【证候】 脾胃气不和不能饮食候。

【功用】 调和脾胃，去臂腰闷。

【动作】 ①站立姿势（图12-44）；②两臂由体侧抬起，经侧平举，继续向上，在头顶十指交叉相握（图12-45）；③两手带动上身向左侧旋转（图12-46），然后弯腰（图12-47）；④再缓缓向右侧旋转（图12-48），然后弯腰（图12-49），保持上肢和上身在一个平面上；⑤两手带动，起身，两臂由体侧还原下落（图12-50），重复旋转弯腰的动作21次；⑥两臂前起，掌心相对，经与肩平（图12-51），继续向上伸展（图12-52），向左侧旋腰（图12-53），再向右侧旋腰（图12-54），左右重复21次；⑦两臂经体前下落还原。

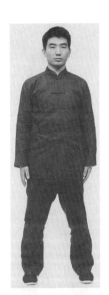

图 12-44

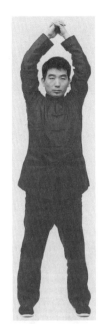

图 12-45

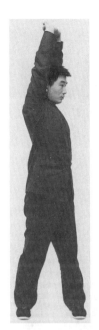

图 12-46

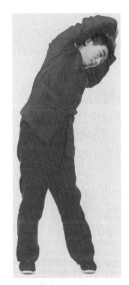

图 12-47

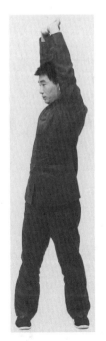

图 12-48

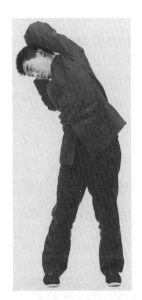

图 12-49

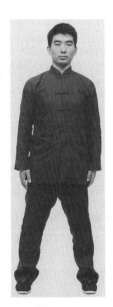

图 12-50

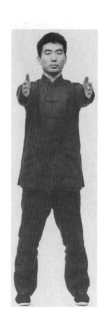
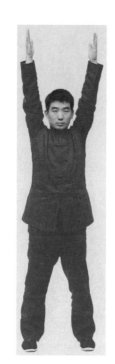
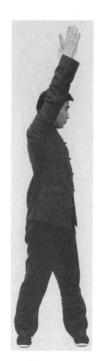
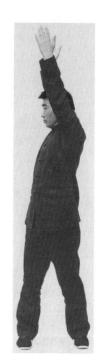

图 12-51   图 12-52   图 12-53   图 12-54

【按语】 身体左右转动的练习，可以起到调整带脉，调和肝胆的功效。有利于改善食欲不佳、心情抑郁、精神萎靡不振等症状。

2. 抬腿

【原文】 偃卧，展两胫两手，左右跷两足踵。以鼻内气，自极，七息。除胃中病，食苦呕。

【证候】 呕吐候。

【功用】 降气止呕，和胃。

【动作】 ①仰卧位（图 12-55）；②两手内旋，掌心向下按于身体两侧；③左脚尖内勾，左腿抬起，膝关节保持伸直（图 12-56），保持该姿势 3～5 秒，缓缓下落；④右脚尖内勾，右腿抬起至最大幅度，右侧膝关节保持伸直（图 12-57），一左一右为一次，重复 7 次。

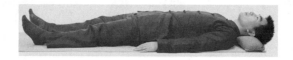

图 12-55

194

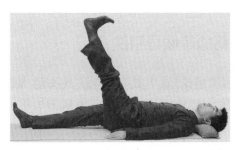

图 12-56

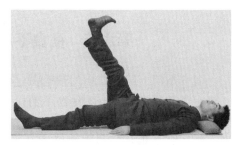

图 12-57

3. 俯身挽足

【原文】　坐地，直舒两脚，以两手叉挽两足，自极，十二通。愈肠胃不能受食，吐逆。以两手直叉两脚底，两脚痛，舒，以头抵膝上，自极，十二通，愈肠胃不能受食，吐逆。

【证候】　呕吐候。

【功用】　和胃降逆，调理肠胃。

【动作】　①平坐于地（图 12-58）；②两腿伸直，两手向前环抱，十指交叉，挽住两足，上身前俯，头贴近两膝关节（图 12-59），上身放松抬起，再重复俯身挽足的姿势（图 12-60）；③动作熟练后，上身前俯时呼气，直起时吸气，重复该动作 12 次。

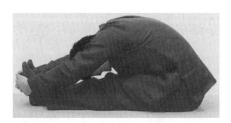

图 12-59

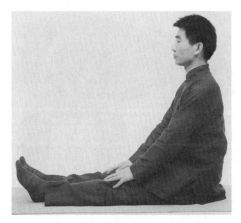

图 12-58

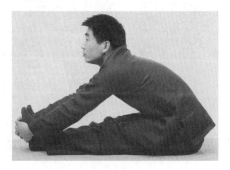

图 12-60

第六节　宿食不消、筋急等候导引法

宿食不消一般与饮食习惯有关。《诸病源候论》认为其病机为脏气虚弱,寒气留存于脾胃之间,导致食物不消化,且宿食未消,又进饮食,致使病情加重,出现虚实错杂之症。

筋急候是指机体出现筋脉挛急的临床表现,可能出现于全身各部位。《诸病源候论》认为筋急之候,多由于身体虚弱,感受风寒所致。

凡筋中于风热则弛纵,中于风冷则挛急。十二经筋皆起于手足指,循络于身也。体虚弱,若中风寒,随邪所中之筋则挛急,不可屈伸。

有以上两种情况,可以参考本节相应导引法进行调理。

1. 抚膝转腰

【原文】　凡食讫,觉腹内过饱,肠内先有宿气,常须食前后,两手撩膝,左右欹身,肚腹向前,努腰就肚,左三七,右二七,转身按腰脊,极势。去太仓、腹内宿气不化,脾痹肠瘦,脏腑不和。得令腹胀满,日日消除。

【证候】　宿食不消候。

【功用】　理气消食,调和脏腑。

【动作】　①取坐姿(图 12-61);②两手抚按在膝关节上,以头带动,上身先左前方侧倾(图 12-62),伸腰,腹部向前挺出,再向右前方倾侧(图 12-63),左侧21 次,右侧 14 次,身体还原;③两手向后按于腰部(图 12-64),腰部向左侧转动(图 12-65),目视左侧,再向右侧转动(图 12-66)。

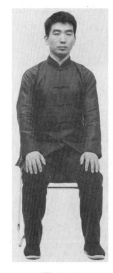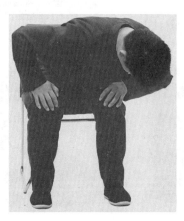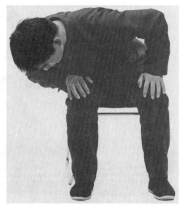

图 12-61　　　　　　　　图 12-62　　　　　　　　图 12-63

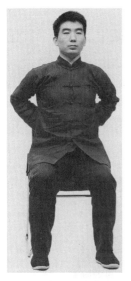
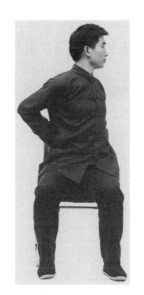
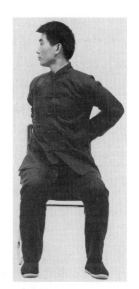

| 图 12-64 | 图 12-65 | 图 12-66 |

2. 雁行气

【原文】 雁行气,低臂推膝踞,以绳自缚拘左,低头倚臂,不息十二通。消食轻身,益精神,恶气不入,去万邪。

【证候】 宿食不消候。

【功用】 消食化积,醒神除邪。

【动作】 ①身体下蹲,两脚掌着地,臀部靠近两足跟(图 12-67);②低头,下颌靠近咽喉部位,两臂向前环抱,抱住两小腿(图 12-68);③调节呼吸至匀细柔长,一呼一吸之间,进行闭气练习。

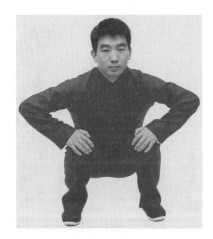
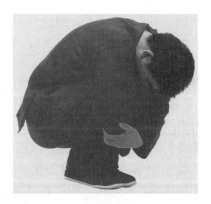

| 图 12-67 | 图 12-68 |

3. 清凉式

【原文】 正坐仰天，呼吸天精，解酒食饮饱。出气吐之数十，须臾，立饥且醒。夏月行之，令人清凉。

【证候】 宿食不消候、饮酒中毒候。

【功用】 消食解酒。

【动作】 ①采用坐姿，两臂自然置于大腿上（图12-69）；②抬头，目视身体前上方，用口用力呼气数十次（图12-70）。

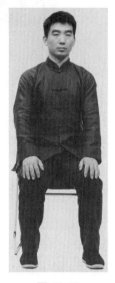 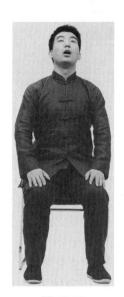

图 12-69　　　　　　　　　　　　　图 12-70

4. 勾脚攀足

【原文】 张胫两足趾，号五息止。令人不转筋。极自用力张脚，痛挽两足趾。号言宽大。去筋节急挛蹩痛。久行，身开张。

【证候】 转筋候、筋急候。

【功用】 舒筋缓急。

【动作】 ①平坐在垫子上（图12-71）；②两脚踝向内环绕3圈（图12-72），再反方向环绕3圈；③脚尖用力勾回来（图12-73），伸展两腿后侧和两足跟，上身前俯（图12-74），两手握住两足趾，抬头（图12-75），动作幅度逐渐增大；④动作过程中助力发声。

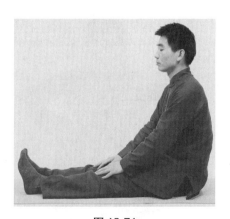

图 12-71

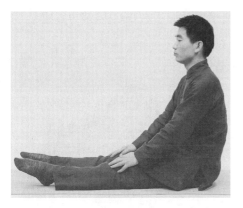

图 12-72

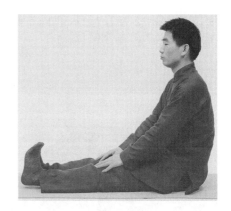

图 12-73

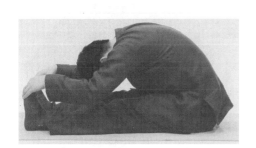

图 12-74

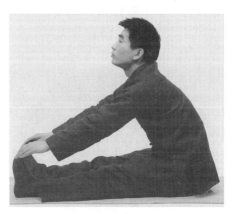

图 12-75

【按语】 脚尖做勾与伸的运动，可以促进足厥阴肝经、足太阴脾经、足少阴肾经、足阳明胃经、足太阳膀胱经、足少阳胆经等腿、足部三阴、三阳气脉的运行，有效地改善阴虚阳亢、上盛下虚的症状，达到舒筋、活络、柔筋、壮骨的目的。

5. 抬腿捉足

【原文】 两手抱足，头不动，足向口面受气，众节气散，来往三七。欲得捉足，左右侧身，各各急挽，腰不动。去四支、腰上下髓内冷，血脉冷，筋急。

【证候】 筋急候、诸痔候。

【功用】 柔筋缓急，通脉散寒，除痔。

【动作】 ①平坐姿势；②俯身两手分别握住两足趾。头向两腿靠拢，动作幅度逐渐增大（图 12-76），到极限停顿 3～5 秒。上身缓缓抬起，再次俯身握住足趾，如此重复 21 次；③两腿向左右打开，上身向左侧倾，两手同时握住左脚

（图12-77、图12-78），起身，再向右侧倾，两手同时握住右脚（图12-79），重复21次后还原。

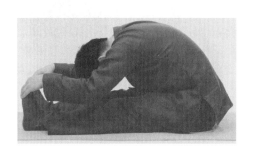

图 12-76

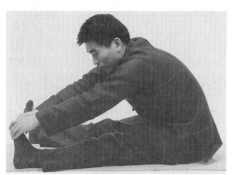

图 12-77

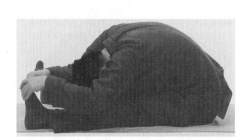

图 12-78

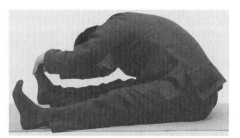

图 12-79

6. 单跪推掌

【原文】 一足向前互跪，押踹极势；一手向前，长努拓势。一足向后屈；一手搦解溪，急挽尽势，膝头搂席使急。面头渐举，气融散流向下。左右换易四七。去腰、伏兔、腋下闷疼，髓筋急。

【证候】 筋急候。

【功用】 强壮腰膝，柔筋缓急。

【动作】 ①右足掌踏地，膝关节成90°角，左足竖立，左膝关节跪地，臀部坐于左足跟（图12-80）；②左手握住左侧踝关节，右手向前推掌，仰头（图12-81）；③右手收回，头还原，左手松开，身体直立（图12-82）；④左足掌踏地，右腿单跪，臀部坐于右足跟（图12-83）；⑤右手握住右侧踝关节，左手向前推掌、仰头（图12-84）；⑥左手收回，头还原（图12-85），身体恢复直立；⑦如此重复，一左一右为一遍，共做28遍。

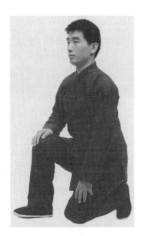

图 12-80

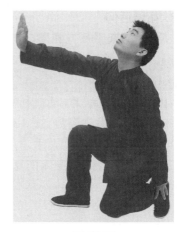

图 12-81

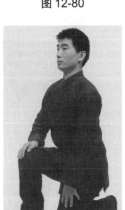

图 12-82

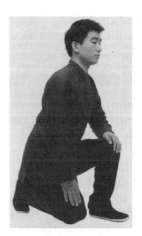

图 12-83

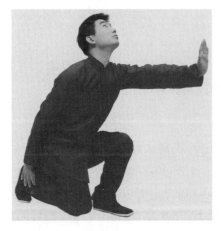

图 12-84

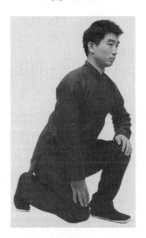

图 12-85

7. 拓腰后仰

【原文】 双手反向拓腰，仰头向后努急。手拓处不动，展两肘头相向，极势，三七。去两臂髃筋急，冷血，咽骨掘弱。

【证候】 筋急候。

【功用】 柔筋缓急，活血利咽。

【动作】 ①站立姿势（图12-86）；②两手掌按于腰部，掌心对准肾俞穴，手指斜向下（图12-87）；③两手掌用力前推，向后仰头，身体后仰，两肩充分外展（图12-88）；④头还原，身体恢复直立，向前俯身（图12-89），调整呼吸，再次后仰，重复21次。

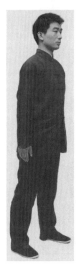 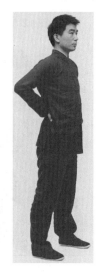 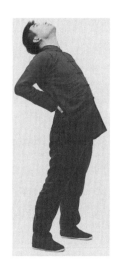 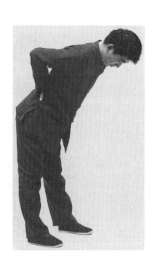

图12-86   图12-87   图12-88   图12-89

8. 大字式

【原文】 一手拓前极势长努，一手向后长舒尽势，身似夫形，左右迭互换手，亦二七，腰脊不动。去身内八节骨肉冷血，筋髓虚，颈项髃急。

【证候】 筋急候。

【功用】 活血散寒，柔筋缓急。

【动作】 ①采用站立姿势（图12-90）；②左脚向前迈步，右手向前抬起，立掌，掌心向前，左手向后伸展，两臂接近一条直线，身体和手好像大字形状（图12-91）；③右手手掌放平，两臂下落，左手提起，掌心向前，右臂向后伸展（图12-92）；④两臂还原，换右脚向前迈步，左臂前起（图12-93），立掌，掌心向前，右臂向后伸展；⑤两臂还原下落，右臂前起，左臂后伸（图12-94），如此重复14次。

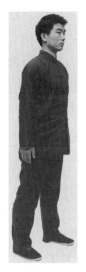
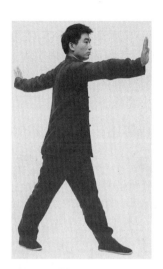
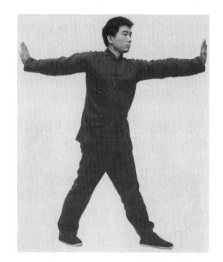

图 12-90   图 12-91   图 12-92

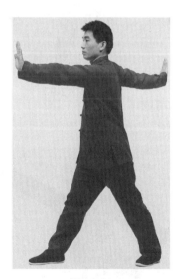
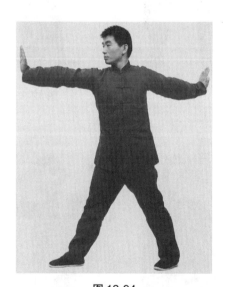

图 12-93   图 12-94

9. 长舒

【原文】 一足踏地，一手向前长舒，一足向后极势，长舒一手一足，一时尽意急振，二七。左右亦然。去髓疼筋急，百脉不和。

【证候】 筋急候。

【功用】 柔筋缓急，通脉止痛。

【动作】 ①站立姿势（图12-95）；②两臂由体侧抬起，至与肩平（图12-96），重心移到右腿上，左腿、左臂向后伸展，右脚踏地，右臂向前伸（图 12-97），到极限位置，右手向前，左足向后，轻轻振动；③两臂还原下落，右腿还原（图 12-98）；④两臂侧起（图 12-99），重心移到左腿，右腿向后伸展。左手前伸，右臂后伸（图 12-100），到极限振动手臂和右足，如此重复 14 次。

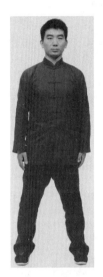
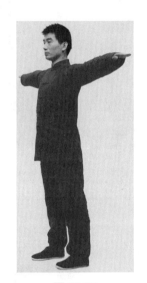
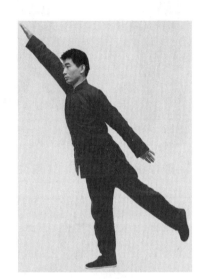

图 12-95　　　　　　　　图 12-96　　　　　　　　　　图 12-97

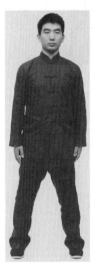
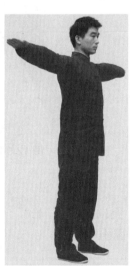
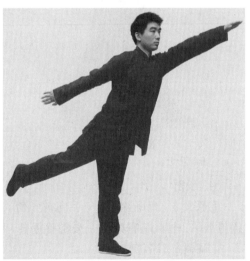

图 12-98　　　　图 12-99　　　　　　　图 12-100

第七节　中恶病、注病、毛发病导引法

本节包括卒魇候、风注候、冷注候、白发候等。

卒魇候指的是梦中遇见可怕的事情而呻吟或惊叫，与肝脏、心脏等关系密切。风注候是指皮肤上有蚁行感、来往不定，时有疼痛，主要是由于体虚感受风邪，客于营卫，风所到之处，皮肤有如蚁行。冷注候，主要症状是腹内时常作痛，骨节酸痛，病因阴阳偏虚，为冷邪所伤，留连脏腑，停滞经络，遇冷而发，为一种慢性反复发作的风冷腹痛。对于以上证候可以参考本节导引法进行调理。

1. 安眠式

【原文】　拘魂门，制魄户，名曰握固。法屈大母指，著四小指内抱之。积习不止，眠时亦不复开，令人不魇魅。

【证候】　卒魇候。

【功用】　安魂定魄，令不魇魅。

【动作】　①站立或坐姿；②大拇指屈拢，其余四指握拳，如同婴儿握拳一般握紧拳头（图12-101）；③经常练习，甚至睡觉时手也保持此姿势。

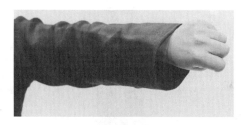

图 12-101

【按语】　《诸病源候论》在对睡眠、梦等理论的阐释方面为睡眠医学做出了贡献。文中涉及的导引方法至今仍然在使用，为改善睡眠提供了辅助手段。

2. 肘摇式

【原文】　两手交拓两髃头面，两肘头仰上极势，身平头仰，同时取势，肘头上下三七摇之。去髃肘风注，咽项急，血脉不通。

【证候】　风注候。

【功用】　祛风缓急，活血通脉，利咽。

【动作】　①站立姿势（图12-102）；②两臂侧起，至与肩平（图12-103）；③左臂向右划弧，推按在右肩上，右臂向左划弧，推按在左肩上（图12-104）；④吸气，

仰头，两肘关节向上用力（图12-105），呼气，头还原，两肘还原（图12-106），低头略停（图12-107），如此重复21次。

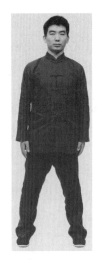

图12-102

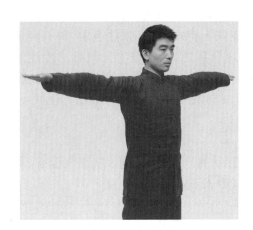

图12-103

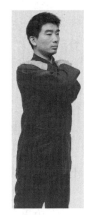

图12-104

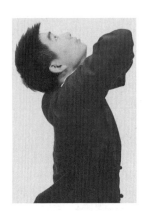

图12-105

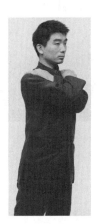

图12-106

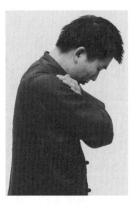

图12-107

3. 乌发式

【原文】 坐地，直两脚，以两手指脚胫，以头至地，调脊诸椎，利发根，令长美。坐，舒两脚，相去一尺，以扼脚两胫，以顶至地，十二通。调身脊，无患害，致精气润泽。发根长美者，令青黑柔濡滑泽，发恒不白。

【证候】 白发候。

【功用】 调节脊柱，乌发。

【动作】　①平坐于地，两臂自然垂于体侧；②两脚分开 20～30cm，头部开始，低头弯腰俯身，头部靠近地面，两手前伸（图 12-108）；③保持 3～5 秒后，起身，再重复，共做 12 次。

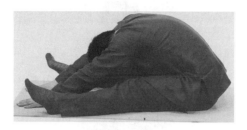

图 12-108

【按语】　人的脊柱就好像一条龙。本导引法以龙头的"顶劲"带动龙身脊柱及整个身体在拔伸中前俯，直到腰背、脊柱逐渐发热，此动作可以调节整个脊柱。

4. 低头挽指

【原文】　蹲踞，以两手举足五趾，低头自极，则五脏气遍至。治耳不闻，目不明。久为之，则令发白复黑。

【证候】　白发候、目暗不明候。

【功用】　聪耳明目，乌发。

【动作】　①两脚分开身体下蹲，臀部接近两脚跟（图 12-109）；②低头，头部置于两膝关节中间，两手分别握住足趾，用力向上拉起（图 12-110）。

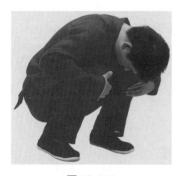

图 12-109

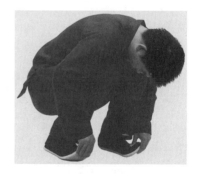

图 12-110

5. 天地式

【原文】　思心气上下四布，正赤通天地，自身大且长。令人气力增益，发白更黑，齿落再生。

【证候】　白发候。

【功用】　增益气力，乌发强齿。

【**动作**】 ①采用坐姿（图 12-111）；②观想心脏色红，红色以心为中心，慢慢向四周扩散，逐渐充满整个身体，甚至布满整个空间。

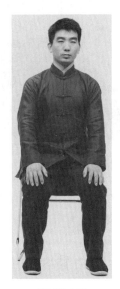

图 12-111

第十三章
五官病候导引法

　　五官病候导引法内容丰富，如目病有目风泪出候、目暗不明候、目茫茫候3个证候11条导引法。其中鼻病3个证候4条导引法，耳病耳聋候2条导引法，齿病齿痛候、风齿候3条导引法，唇口病口舌疮候1条导引法。对这些导引法进行研究发现，针对五官的导引法，既可以用于日常生活保健，也可以进行辅助治疗。针对五官，除了本节所述导引法，还有很多局部养生保健的方法，具体可以参见《跟代金刚一起练：不累不痛不生病》一书。

第一节　目病诸候导引法

　　本节包括目风泪出候、目暗不明候、目茫茫候等证候，这些证候都是临床比较常见的，如迎风流泪、雀盲等可以参考本节的导引动作。迎风流泪有虚实冷热不同原因，如果肝气不足，被风邪所伤，或肝风内动，外风引动都有可能导致迎风流泪。目暗不明由外感、内伤等多种原因引起，针对以上眼睛的问题，文中介绍的既有全身的动作，也有眼睛局部的动作。

1. 闭气式

　　【原文】　鼻内气，口闭自极，七息。除两胁下积血气。

　　【证候】　目风泪出候、卒被损瘀血候。

　　【功用】　理气活血，疏导两胁。

　　【动作】　①坐姿或站立姿势（图13-1）；②调匀呼吸，用鼻吸气至极限，闭口，闭气，体会气充满在整个胸腔，缓缓呼气，重复练习7次。

　　【按语】　眼睛在传统导引法中非常重要，五脏之精气皆上注于目；而道家经典《阴符经》则曰"机在目"。

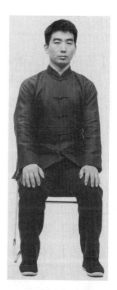

图 13-1

2. 熨目

【原文】 鸡鸣以两手相摩令热，以熨目，三行；以指抑目，左右有神光。令目明，不病痛。

【证候】 目暗不明候。

【功用】 明目止痛。

【动作】 ①坐姿（图 13-2）；②两手搓热（图 13-3），用掌心劳宫穴对准眼睛，体会手的热量传导到眼睛里边（图 13-4），重复 3 次；③用手指轻轻按压眼球，感觉到有光照耀。

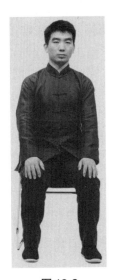
图 13-2

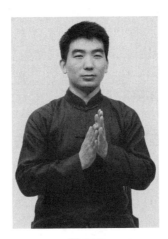
图 13-3

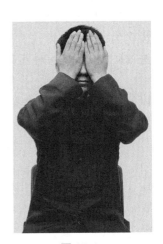
图 13-4

【按语】 ①《诸病源候论》在对眼科疾病的认识方面达到了较高水平，分类细致，并介绍了有关眼保健的方法，为眼保健操的编创提供了借鉴；②中医理论认为五脏六腑之气都向上流注到眼睛，同时眼睛又是"心神"之宅、心灵的窗户，所以要非常重视对眼睛的保护。

3. 明目式

【原文】 东向坐，不息再通，以两手中指点口中唾之，二七，相摩拭目，令人目明。以甘泉漱之，洗目，去其翳垢，令目清明。上以内气洗身中，令内睛洁，此以外洗，去其尘障。

【证候】 目暗不明候。

【功用】 明目除翳。

【动作】 ①坐姿，面向东方（图 13-5）；②两手中指或食指于口中蘸取少量唾液，然后用中指或食指按于上眼睑，摩运两目（图 13-6），重复 14 次。

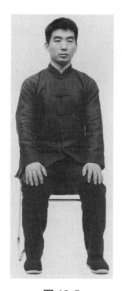

图 13-5

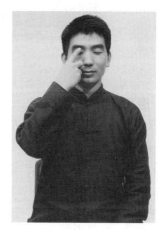

图 13-6

4. 亢引头

【原文】　卧，引为三，以手爪项边脉五通，令人目明。卧正偃，头下却亢引三通，以两手指爪项边大脉为五通。除目暗患；久行，令人眼夜能见色；为久不已，通见十方，无有际限。

【证候】　目暗不明候。

【功用】　明目舒筋。

【动作】　①取仰卧姿势，腰部伸展（图 13-7）；②两手分别按住项部两侧肌肉，抬头，项部放松，下颌上翘（图 13-8）；③下颌内收，项部绷紧，四指用力按压项部大筋（图 13-9）。

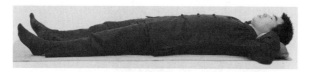

图 13-7

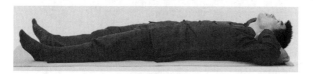

图 13-8

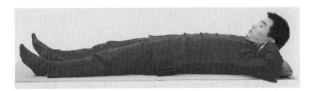

图 13-9

5. 摩手熨目

【原文】 鸡鸣欲起，先屈左手啖盐指，直右手啖盐指以相摩，并咒曰：西王母女名曰益愈，赐我丹药，受之于口，积精摩形。常鸡鸣二七著唾，除目茫茫，致其精光，彻视万里，遍见四方。咽液二七，唾之，以热指摩目二七，令人目不瞑。

【证候】 目茫茫候。

【功用】 明目退翳。

【动作】 ①仰卧位；②两手手指相互摩擦，并存念天地之精华（图 13-10）；③用热的十指摩运两目（图 13-11）；④将口腔中产生的津液分口咽下，重复此动作 14 次。

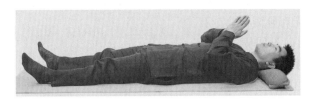

图 13-10

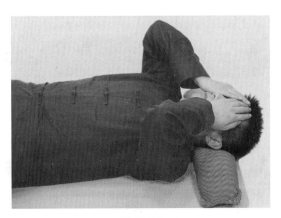

图 13-11

第二节　鼻病、齿痛诸候导引法

本节包括鼻生疮、鼻息肉、牙痛等证候，虽然都属于头面五官的局部病变，但和全身气血、脏腑功能有密切联系，从导引动作角度也有很多下肢的动作，这是中医学上病下治的理论。鼻生疮，主要是由于脏腑有热，热气上冲导致的。鼻息肉是由于外邪与体内血气相搏，变化而生。

牙痛是由于风冷客于经络，伤于骨髓，冷气侵入齿根，或者虫蚀牙齿导致。当出现牙痛的情况时，寻求牙科治疗是必要的。本节相关导引法可以作为疏散邪气的手段。

嗜眠证候是由于卫气不能行于阳，而留于阴分日久，使阴气盛，阳气不明，阴盛则精神昏塞，多睡少醒。可以参考本节导引法习练。

1. 合膝张足

【原文】　踞坐，合两膝，张两足，不息五通。治鼻疮。

【证候】　鼻生疮候、诸痔候。

【功用】　治疗鼻疮。

【动作】　①臀部和两脚着地，坐于地；②两膝关节接触，两足分开，足趾也用力分开（图13-12）。

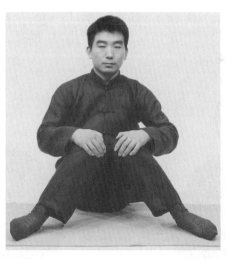

图 13-12

【按语】　《诸病源候论》对鼻病认识深刻，包括鼻的功能的病变和鼻腔本身的病变。本式通过上病下取的方式推荐导引法，为鼻病的治疗提供了新思路。

2. 琢齿

【原文】 东向坐，不息四通，琢齿二七。治齿痛病。大张口琢齿二七，一通二七。又解，四通中间，其二七大势，以意消息，瘥病而已，不复疼痛。解病鲜白不齺，亦不疏离。久行不已，能破金刚。

【证候】 齿痛候。

【功用】 健齿止痛。

【动作】 ①面向东方，采用坐姿（图 13-13）；②上身正直，百会上领；③屏气叩齿，先前牙相叩 14 次，再后牙相叩 14 次。

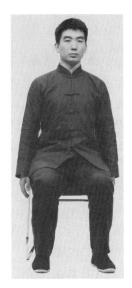

图 13-13

3. 交脚挽足

【原文】 箕踞，交两手内并脚中入，且两手急引之。愈久瘵，精气不明。交脚箕踞，凡故言箕踞，以两手从内屈脚中入，左手从右踹腕上入，左足随孔下，右手从左足腕上入，右足随孔下出，抱两脚急把两手，极引二通。愈久瘵，精神不明，久行则不睡，长精明。

【证候】 嗜眠候。

【功用】 升阳醒神。

【动作】 ①平坐于垫子上。②两膝关节弯曲，自然盘坐，左腿在里，右腿在外（图 13-14）。③两手从膝关节内部伸出（图 13-15），绕过右侧小腿后，双手十指相握，两手向上用力（图 13-16），两足向下用力，再绕过左侧小腿，两手十指相握（图 13-17）。重复十余次。

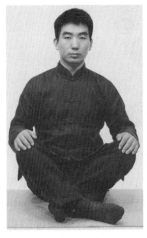

图 13-14

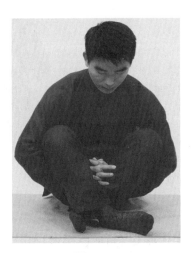

图 13-15

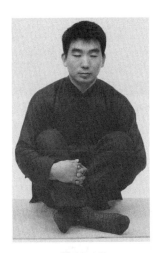

图 13-16

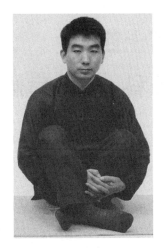

图 13-17

第十四章
外科、妇科病候导引法

在《诸病源候论》的第31～50卷，主要论述了外科、妇科、儿科疾病的病候。这些病候中，总体而言，导引法应用较少，这和目前的临床实际相吻合。如瘿瘤病、疔疮病、金疮病、妇人妊娠病等都没有涉及导引法，应用较多的是腕伤病、妇人杂病，导引法可以起到理气活血、调畅情志的作用。对于外科证候，治疗以药物为主，必要时行手术治疗，导引法可预防或辅助治疗。

第一节　瘘病诸候导引法

本章各证候所附导引法较少，主要原因是针对这一类疾病，中医导引法能够发挥的作用比较有限。瘰疬瘘候是瘰疬日久，化脓溃破，不能愈合，或愈后又溃，主要原因是风邪毒气，客于肌肉，日久成脓。相当于颈部淋巴结核肿大，溃后形成窦道。

本节还涉及诸恶疮候，多是由于体虚感受风热，并夹有湿毒之邪，其症状疮面痒痛红肿，脓水甚多，身体壮热，变化快，病情重，应以药物治疗为主，相关导引法可以作为预防或者辅助治疗的手段。

1. 交脚踞地

【原文】　箕踞，以两手从曲脚中入，据地曲脚加其上，举尻，其可用行气，愈瘰疬乳痛。

【证候】　瘰疬瘘候、乳结核候。

【功用】　理气止痛，疗瘰乳痛。

【动作】　①平坐于地，两臂自然垂于体侧；②右脚收回，膝关节弯曲并贴近地面，左腿弯曲，左脚跟接触右脚脚踝（图14-1）；③两手从两腘窝内伸出，按于地面（图14-2）；④两手用力，使臀部离地（图14-3），停顿3～5秒后落下，再重复两手下按，如此操作12次。

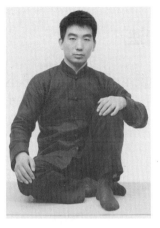 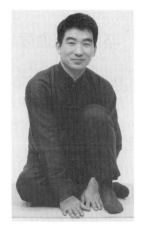 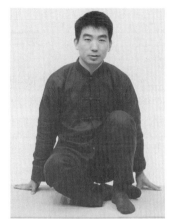

图 14-1　　　　　　　图 14-2　　　　　　　图 14-3

2. 捻胞

【原文】　正偃卧，直两手两足，两手捻胞所在，令赤如油囊裹丹。除癃、少腹重不便。

【证候】　癃瘘候。

【功用】　除湿利尿。

【动作】　①采用仰卧姿势；②两手轻轻捻搓阴囊，令其发热；③如果腹中发热，用口吸气，鼻子呼气，如果不觉得腹部发热，采用咽气、服气的方法。

3. 龙行气

【原文】　龙行气，低头下视，不息十二通。愈风疥、恶疮，热不能入。

【证候】　诸恶疮候、疥候。

【功用】　祛风疗疮，清热除湿。

【动作】　①采用跪坐姿势，臀部坐于足跟；②两手前伸，手掌按于地面（图 14-4），上身前俯，前额靠近地面（图 14-5）；③脊柱伸直，调节呼吸，一呼一吸之间进行闭气练习，重复 12 次。

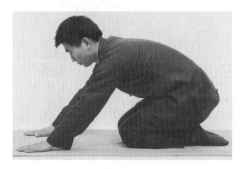

图 14-4

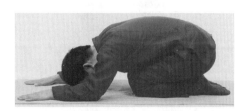

图 14-5

第二节　卒被损瘀血候导引法

瘀血证候是由外感、内伤、跌扑等原因引起的,以健忘、口唇青紫、欲饮水不欲下咽、胸满、腹满等为主要临床症状。针对瘀血证,不管是通过药物还是导引运动,都需要行气活血化瘀。在导引运动过程中,肌肉的收缩引起血管的收缩和血液的重新分布,可促进血液运行。

1. 戾头

【原文】　端坐,右手持腰,鼻内气七息,左右戾头各三十止。除体瘀血,项颈痛。

【证候】　卒被损瘀血候。

【功用】　活血化瘀,舒筋止痛。

【动作】　①采用坐姿,两臂自然放在大腿上(图14-6);②右手向后划弧(图14-7),大拇指在后,其余四指在前,叉腰,左手按于左大腿根部(图14-8);③头部向左转动(图14-9),体会腰部、头颈部得到充分的伸展和放松,头部再向右水平转动(图14-10),如此重复30次;④两手松开,还原体侧,左手叉腰,右手按于右侧大腿根部,头颈水平向左转动(图14-11),再向右转(图14-12),重复30次。

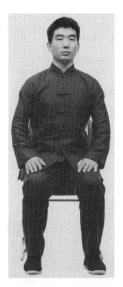

图 14-6

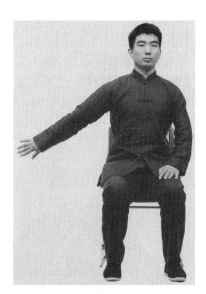

图 14-7

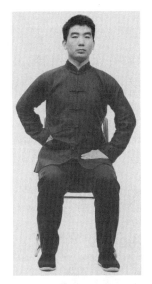

图 14-8

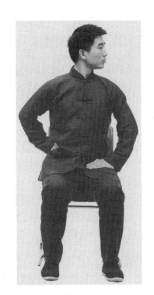

图 14-9

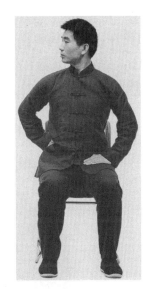

图 14-10

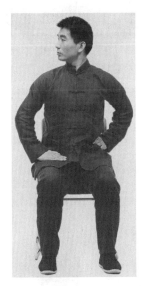

图 14-11

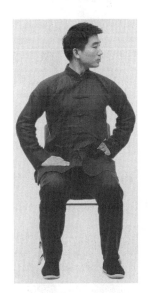

图 14-12

【按语】　通过头颈左右的运动，使肩、颈、背部肌肉、筋骨得到充分的锻炼。促进局部血液循环，有效预防肩肘、颈椎疾病的发生。

2. 叉腰打躬

【原文】　双手搦腰，手指相对向，尽势前后振摇二七，又将手大指向后，极势振摇二七。不移手上下对，与气下，尽势来去三七。去云门、腰掖血气闭塞。

【证候】 卒被损瘀血候。

【功用】 理气活血,强腰。

【动作】 ①站立姿势,两脚分开,约与肩同宽(图 14-13);②两手叉腰,大拇指在后(图 14-14);③肩关节外展,内合,前后振摇两肘关节 14 次,振动过程中用大拇指按摩腰部;④保持叉腰姿势,身体向前弯腰,头部向下(图 14-15),再缓缓起身,上身后仰(图 14-16),重复 21 次。

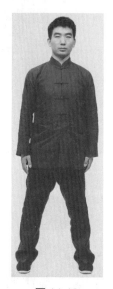

图 14-13

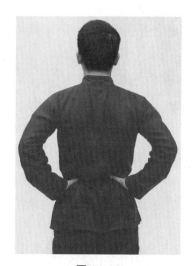

图 14-14

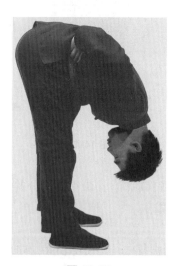

图 14-15

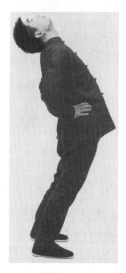

图 14-16

【按语】《诸病源候论》在外科学上做出了突出贡献，在对病症特点的论述，疾病的分类方面为后世提供了有价值的参考。虽然相关导引法不多，但也提示适当习练导引法可以活血化瘀，尤其对陈旧性的瘀血有较好的效果。

3. 仰头望月

【原文】　吸月精，凡月初出时、月中时、月入时，向月正立，不息八通。仰头吸月光精，八咽之，令人阴气长。妇人吸之，阴气益盛，子道通，阴气长，益精髓脑。少小者妇人，至四十九已上，还生子。断绪者，即有子。久行不已，即成仙矣。

【证候】　无子候。

【功用】　益精填髓，补阴。

【动作】　①在月亮刚刚出来的时候，面向月亮站立，两脚分开，与肩同宽；②仰头，随着吸气，意想月亮光照进身体内（图14-17），吸气末，闭气，缓缓呼气，再重复练习。

【按语】《诸病源候论》有关妇科的导引法非常少，不过在妇科证候学论述、妊娠疾病的分类等方面贡献突出，相关导引法可以作为尝试辅助临床。

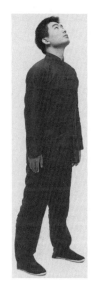

图 14-17

知识拓展篇

本篇介绍了《诸病源候论》五脏病六字诀导引法、健康导引术和辨证导引理论，对导引法在养生保健和慢性病防治中的应用进行了探索和尝试。

六字诀是一种以呼吸吐纳为主要手段的传统健身方法，在发展过程中逐渐形成脏腑、证候与字诀之间相对应的关系。《诸病源候论》中记载的五脏导引法是以六字诀呼吸为主并配合简单肢体动作的导引法，并针对通过字诀缓解相应症状、调整脏腑病候、配合肢体导引动作等都有详细论述。

在对《诸病源候论》导引法研究的基础上，为了满足广大群众的养生需要，编创了一套健康导引术。这套导引术共有8节，动作简单，路线清晰，属中低强度的有氧运动，本篇详细介绍了动作要点，并配图示例，方便读者习练。

《诸病源候论》在继承前人病因病机学理论的基础上，对部分证候的导引法进行论述和总结，开创了辨证导引的先河。本篇通过研究中医学整体观念、脏腑理论和经络理论在导引法中的应用，归纳辨证导引思路，以中风后遗症期和痹证为例加以说明。

第十五章
《诸病源候论》五脏病六字诀导引法

　　六字诀又称为六字气诀，是以呼吸吐纳为主并辅以简单肢体动作的导引法。最早记载见于南北朝时期陶弘景所著的《养性延命录》中，该法注重呼吸吐纳，在众多导引功法中独具特色。调身、调息、调心三调合一是导引法的一项基本要求，也是对中医学形神合一健康观的应用。从呼吸直接入手，辅以肢体动作，对人的精神意识和思维活动可以起到调节作用，也可以改善脏腑功能，增加肢体灵活性，进而促进身心健康。六字诀导引法在《诸病源候论》《备急千金要方》《遵生八笺》《道藏玉轴经》等中医学经典著作中都有记载，用于宣导气机，缓解相关症状。

　　现代研究侧重于六字诀对慢性阻塞性肺疾病、内分泌失调、青光眼的辅助治疗作用。从历史文献的记载看，六字诀主治范围广泛，每一个字诀对应一个或两个脏腑，并且可以调整相应脏腑病候的症状。

第一节　五脏病候及六字诀导引法

　　1. 呵字诀治疗肝病候　《诸病源候论·五脏六腑病诸候》第一候阐述了肝脏的生理病理特点、常见证候，并指出"肝脏病者，愁忧不乐，悲思嗔怒，头眩眼痛，呵气出而愈"。呵字诀是如何对肝脏起到调节作用的呢？《养性延命录》载"呵以下气"，《修龄要旨》中"夏至呵心火自闲"，提示呵字诀有下气、除热的作用。肝脏病候的主要病机是肝气上逆，气机郁滞，易郁而化火。通过练习呵字诀降气，导滞，散热，可以缓解肝脏病的症状。

　　2. 呼、吹字诀治疗心病候　《诸病源候论·五脏六腑病诸候》第二候阐述了心脏的生理特点，与季节的对应关系以及常见证候，并指出"心脏病者，体有冷热，若冷，呼气出，若热，吹气出"。在五脏中，心病候是唯一通过两个字诀来调整的脏腑。《养性延命录》载"吹以去热，呼以去风"，心脏病候易出现心火亢盛的热证，则用吹字诀除热，如果是畏寒则用呼字诀。现代研究认为练习呼字诀时，可以有效地活动腹部，腹肌活动增加可以促进脂肪分解、产热。练习呼字诀可以配合左侧卧位，两臂两腿伸直，身体舒展，用口吸气，鼻呼气，反复进行，可以消除因心脏证候导致的心下胃脘不适。

3. 嘻字诀治疗脾病候　《诸病源候论·五脏六腑病诸候》第三候论述了脾脏的生理病例特点和常见证候，并指出"脾脏病者，体面上游风习习，痛，身体痒，烦闷疼痛，用嘻气出"。《养性延命录》说："脾脏病者，体上游风习习，身痒痛闷，唏气出之"。两书的记载针对脾脏疾病，一为"嘻"，一为"唏"二者读音相同。根据音韵学研究，六字诀均为口字旁，其表示的就是一种呼吸的状态。《说文解字》指出："唏，笑也"，唏意思和嘻也相同，可见"嘻""唏"在读音和作用上是一样的，只是使用的文字不同。嘻字诀可以放松精神，愉悦身心，有助于气机的沉降，可以促进胃肠蠕动，增强脾胃运化。对于脾脏疾病，在嘻字诀的基础上可以配合按揉腹部，牵拉腿的前面、大脚趾，以疏通脾胃之经络，起到健脾的作用。

4. 嘘字诀治疗肺病候　《诸病源候论·五脏六腑病诸候》第四候论述了肺的生理、病理、脉诊和常见证候，并指出"肺脏病者，体、胸、背痛满，四肢烦闷，用嘘气出"。《养性延命录》记载："嘘以散寒"，肺主气，肺脏病候也多与气机郁滞有关。当人气郁时，经常会长吁短叹，这里的吁和嘘音相同。嘘字诀就是来源于古人对日常生活的观察，发现发嘘的音可以起到调畅气机的作用。肺脏疾病的导引动作可以两腿伸平坐在垫子上，然后两臂带动，俯身，如此重复。配合深呼吸，可以起到"除胸中，肺中病"的作用。

5. 呬字诀治疗肾脏病候　《诸病源候论·五脏六腑病诸候》第五候论述了肾脏的生理病理特点，脉象特征和肾病证候，并指出"肾脏病者，咽喉窒塞，腹满耳聋，用呬气出。"六字诀中其他字诀的发音都比较明确，没有争议，关于呬字的发音有"sī, sì, xì"三种不同认识。按照呼吸调节匀细柔长的规律，发音当以平声为佳，其发音为"sī"。《养性延命录》载"呬以解极"，《修龄要旨》认为呬字诀有收敛的作用。肾主藏精、纳气，主一身之元阴元阳，呬字诀可以收敛神气，降气，对肾病候起到较好的调节作用。动作配合可以采用平坐，两足踝交叉，用右手握住左足，左手握住右足，尽力向后拉，同时仰头。呬字诀加上此导引可以去除肾气的壅塞。

第二节　《诸病源候论》对六字诀发展的贡献

1. 将字诀和动作结合起来　从六字诀的流传看，在《养性延命录》《道藏玉轴经》《黄庭遁甲缘身经》《太上养生胎息气诀》《太清导引养生经》《童蒙止观》等书中都没有对动作的记载，只是以呼吸为主。在《备急千金要方》《太上老君养生诀》中指出应配合"左右导引"，在《遵生八笺》中要求坐式导引，对具体的动作没有描述。《诸病源候论》中除肝病候以外都详细记载了应该配合的运动，将动作和呼吸相配合是对六字诀发展的重要贡献。国家体育总局组织编创的六字诀新功法，也是和导引动作紧密结合的。

2. **将六字诀分别与脏腑**（表15-1）**、证候、症状相对应** 在早期记载六字诀的书中，并没有系统地将字诀、脏腑、证候对应起来。《诸病源候论》对脏腑的生理功能、证候、症状、脉象特点，与季节的对应关系，通过何种字诀缓解相应症状，如何配合肢体导引动作等都论述得非常详细、系统。这对把六字诀应用于治疗和养生起到了非常重要的作用。

表 15-1　六字诀脏腑对应关系简表

著作	肝	心	脾	肺	肾	其他
养性延命录 / 千金方	呵	吹、呼	唏（嘻）	嘘	呬	
诸病源候论	呵	吹、呼	嘻	嘘	呬	
童蒙止观 / 遵生八笺	嘘	呵	呼	呬	吹	嘻（三焦）
道藏玉轴经	嘘	呵	呼	呬	吹	嘻（胆）
健身气功六字诀	嘘	呵	呼	呬	吹	嘻（少阳三焦）
总结	嘘、呵	呵、吹、呼	呼、嘻	嘘、呬	吹、呬	三焦与胆记录不全

在《养性延命录》《遵生八笺》等文献记载中，字诀与脏腑的对应关系不尽相同。归纳而言，主要存在两种对应关系：一是在《养性延命录》《诸病源候论》《备急千金要方》中肝 - 呵，心 - 吹、呼，脾 - 嘻，肺 - 嘘，肾 - 呬；另一种是在《童蒙止观》《遵生八笺》和现在流传的《健身气功·六字诀》中肝 - 嘘，心 - 呵，脾 - 呼，肺 - 呬，肾 - 吹，三焦或胆 - 嘻。两种对应关系的差别在于，前者注重从疾病治疗和缓解症状的角度应用六字诀，后者侧重于六字诀在养生方面的应用。现代通过人体物理学研究方法，证实在发不同字诀时可以引起人体上中下三焦不同部位的共振，为六字诀治病的机理提供了现代解释，提示字诀和脏腑之间存在一对多的对应关系。养生保健方面，可以对六字诀进行整体练习；某一脏腑疾病的治疗，在整体练习的基础上，可以结合疾病的症状重点练习其中 1～2 个字诀，这样能更好地发挥六字诀的作用。

3. **六字诀的贡献与发展** 导引法是中医养生及治疗学的重要组成部分，《诸病源候论》中记载的五脏导引法是以六字诀呼吸为主并配合一定肢体动作的导引方法，相对于其他条目的导引方法比较系统、规范，便于我们从中找出不同证候选择导引方法的规律。六字诀在《备急千金要方》《遵生八笺》等书中都有明确记载，在流传过程中也形成了不同的流派，对其进行比较研究有助于更好地开展应用。

226

　　六字诀对五脏的功能调节实际上也是对身体的整体调节,正基于此,六字诀在养生保健领域的应用逐渐广泛和深入。对《诸病源候论》五脏病六字诀导引法进行研究发现其中的规律,可以为研究其他证候的导引法奠定基础,并找出《诸病源候论》其他常见疾病、证候预防和治疗的导引方法,更好地继承中医学导引养生治病的精华。

第十六章
健康导引术的创建与推广

在对《诸病源候论》导引法研究的基础上，为了满足中老年人养生的需要，在中国中医科学院与全国心系系列活动组委会合作项目的支持下，参照《诸病源候论》导引法，根据运动医学和中西医学原理，编创了一套健康导引术。

编创原则和思路如下：①以改善心脏功能为出发点，中医学认为，心为君主之官，主明则下安，主不明则十二官危，改善心脏功能能增强全身各个脏腑、器官的功能。本导引法将每一个动作都和改善心脏功能紧密联系起来，如第一式滋润身心、第二式调节心肺、第三式补益心脾等。②心主神志，本导引法充分运用《诸病源候论》存想的方法和理念。第一式展翅飞翔　滋润身心：通过模仿鸟儿的飞翔动作，帮助习练者心神宁静；第六式心花绽放　朱雀还巢：通过两手、两臂模仿绽放的花朵，帮助习练者心情舒畅；第八式心心相印　幸福一生：既是整理动作，也提醒习练者要有爱心、要互助，提高自身幸福指数。这些动作都是对神志的调节。③心主血脉。参考《诸病源候论》导引法动作屈伸、松紧变换明显的特点，通过幅度大频率慢的肢体动作促进肢体气血的运行，五指分开、握拳等动作促进手指末端阴经、阳经的交汇，最终起到助心行血的作用。④心和其他四脏关系密切。第二式通过存想天地，以上下动作为主，效法天地，呼吸和动作相配合，同时改善心肺两脏的功能。第三式动作在八段锦"调理脾胃须单举"的基础上增加《诸病源候论》中提膝关节的动作，在调节气机升降的同时，对下肢血液的运行也起到促进作用，从而调节心脾两脏。⑤动作参考《诸病源候论》中虚劳候、风病候、腰背病候、脏腑病候动作。

这套导引术共有八节，动作简单、路线清晰、属于中低等强度的有氧运动。坚持练习可以增强脏腑功能，促进气血运行，排解身体毒素，令人精神愉悦，身心健康。

本导引术的动作名称由8个字组成。前4字表示动作特点，如展翅飞翔、左右冲拳、拍拍打打等。后4字表示本动作的功用，如滋润身心、调节心肺、通达经络等。

第一节 展翅飞翔 滋润身心

动作说明（图 16-1）：预备式：两脚并拢，自然站立，左脚向左侧横开半步，约与肩同宽；两臂侧起，至与肩平，两臂向前环抱，左手在外，右手在内，两手相叠，同时左脚向左前迈出半步，左脚尖着地；手转掌心向下，下按至腹前，同时脚尖提起，脚跟着地；两臂由体侧上提；双掌坐腕下按，双臂伸直，五指张开，同时重心移向左腿，右腿伸直，脚尖点地；身体后移，两臂侧起；重心前移，两手下按；两臂侧起，身体转正，左脚收回，两臂还原下落，右侧动作与此相同，方向相反。

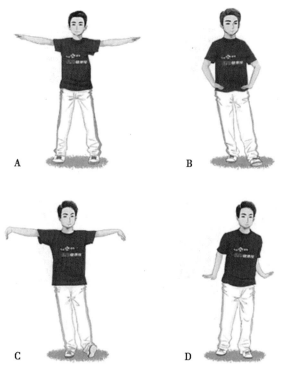

图 16-1

功理功用：本式动作参考了《诸病源候论》导引法中的仿生思想，重点模仿鸟的展翅飞翔，通过展肩扩胸，两手下按、上提，模仿鸟儿飞翔，可以扩大胸腔容积，使肺宣发肃降的功能得以发挥，起到调节呼吸，滋润身心的作用。象征着内心的自由、安详，调节身心，为后续锻炼做准备。

第二节 效法自然 调节心肺

动作说明（图16-2）：两臂由体前上抬至与两肩相平，掌心相对，手指向前。左脚向左侧开步；继续上举至与地面垂直，掌心相对，指尖向上；转掌心向前，五指分开，两臂由体侧下落，至两臂成一字，掌心向前；手指合拢，两臂向下划弧，捧掌，同时微屈膝，目视手掌；两臂上抬至与肩平；继续上举，指尖向上；五指分开，由体侧下落，两臂成一字；两臂还原，左脚收回。右侧动作相同，方向相反。

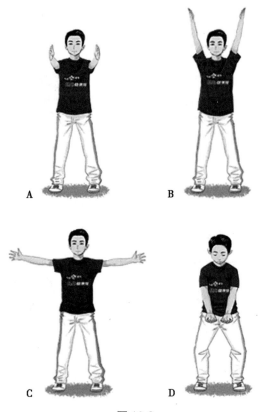

图 16-2

功理功用：本式动作参考《诸病源候论》导引法存想天地。重点效法自然界的天地，划弧象征天之大，捧掌象征大地的承载和孕育作用。改善手指末梢微循环，调节心肺功能。老子在《道德经》中指出：人法地，地法天，天法道，道法自然。本节动作就是效法自然界的天地，象征着天人合一。

第三节　一上一下　补益心脾

动作说明（图 16-3）：两手腕在体前交叉；左手向上托，右手向下按，头向右转；右脚上提；右脚下落，头转正；两臂收回，两手腕交叉；右手上托，左手下按，向左转头；左脚上提；左脚下落，头转正。

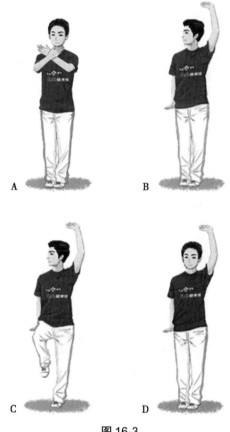

图 16-3

功理功用：参考了《诸病源候论》托按等导引法，通过两手一上一下，调节人体位于腹部的脾胃，改善血液运行。两臂上下的动作，活动肩关节，防治五十肩等肩关节疾患。在传统八段锦中，调理脾胃须单举，就是通过一手上托，一手下按来调节脾胃的功能。因为脾胃位于人体腹腔，肢体运动较难影响到脾胃，而本动作通过对左右相反方向的牵拉，可以起到调节脾胃升降的作用。

第四节　左右冲拳　心情舒畅

动作说明（图 16-4）：左脚向左开步，两腿微曲，冲左拳，拳眼向右；左臂内旋，转拳眼向下；打开变掌，旋腕，握拳；左拳收回于腰间；右拳向前冲出，拳眼向左；右臂内旋，转拳眼向下；打开变掌，旋腕，握拳；右拳收回，两脚并拢。

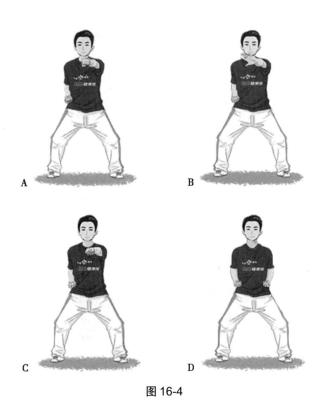

图 16-4

功理功用：本动作参考了《诸病源候论》导引法中的"握固"。肝主筋，为将军之官，通过较快节奏的动作增强肝脏功能，调节人体情绪，改善气血运行。人体的情绪和肝脏有着密切的关系，肝在志为怒，喜舒畅、调达，本动作顺应了肝脏的功能特点，通过冲拳发泄情绪。大拇指在内握拳称为握固，有收敛固护人体魂魄的作用，婴儿常采用这种握拳姿势。

第五节　旋转腰脊　交通心肾

动作说明（图16-5）：两臂侧起，左脚向左开步；腰部向左旋转90°；左手手背贴在腰部，右手放在左肩，头向左转；保持以上姿势；两臂打开，身体转正；向右旋腰；右手手背贴在腰部，左手放在右肩，头向右转；保持以上姿势。

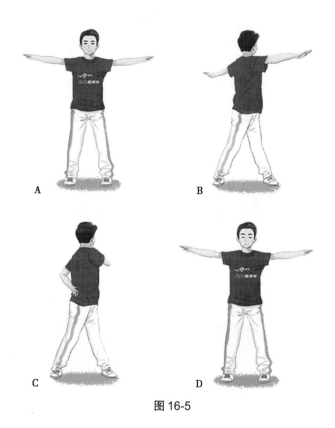

图16-5

功理功用：参考《诸病源候论》"转身、引腰"导引法编创。腰为肾之府，通过旋转腰部、颈椎，达到健肾、交通心肾的目的。心在五行属火，位于上，肾属水，位于下，人体是一个矛盾的统一体，只有当心火下降，温暖肾水，才能使肾水不寒，减少腰膝酸软等症状的出现。肾水上升，可以滋润心火，减少心烦、失眠等症状的出现。此动作有利于调节人体的心肾，使其发挥正常的功能。

第六节　心花绽放　朱雀还巢

动作说明（图16-6）：左脚收回，两手在胸前十指交叉；左脚向前上半步，掌根接触，手指打开；掌根用力，抬头，两臂打开；左脚收回，两手十指交叉；两手下拉至胸前；右脚向前上半部，掌根接触，手指打开；掌根用力，抬头，两臂打开；右脚收回，两手十指交叉。

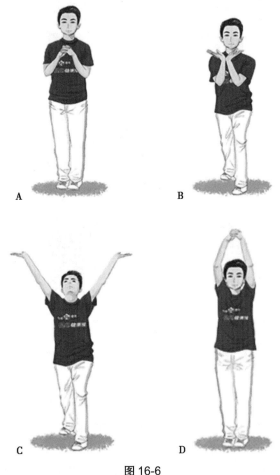

图 16-6

功理功用：本动作通过用手、两臂模仿花朵的开放，让练习者感到自己就是世界上独一无二的花朵，有生命的绽放，这是对《诸病源候论》存想法的运用。本式动作可以拔伸脊柱，舒展胸腹，调畅身心，宁心安神，有利于精神和气血内敛，改善睡眠。在中国传统文化中，青龙、白虎、朱雀、玄武分别代表了四方的二十八宿，朱雀位于南方，属火，和人体中的心脏相对应。心在人体中和精神关系密切，好的心情要维持在中的状态。《中庸》指出："喜怒哀乐之未发谓之中，发而皆中节谓之和。"本动作中两手握拳，收回，就有利于心气的内敛，让人关注自己的内心，更注重内省。

第七节　拍拍打打　经络通达

动作说明（图16-7）：两脚分开，两手同时拍打两肩，4拍，拍打胸上4拍；拍打腹部中间4拍；拍打双腿外侧、后侧，8拍；拍打双腿内侧，8拍；右手拍打左臂内侧，8拍；左手臂外侧，8拍；左手拍打右臂内侧，8拍；右手臂外侧，8拍，重复两次。

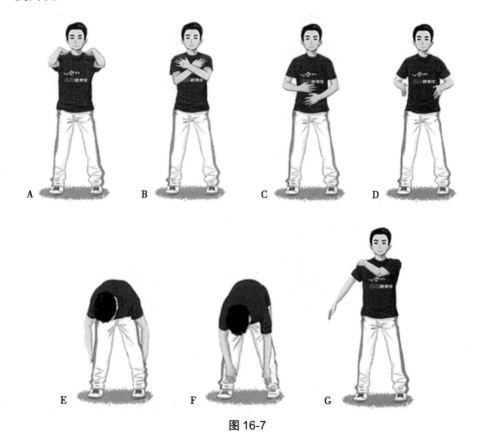

图 16-7

功理功用：本式动作参考《诸病源候论》导引按摩相结合的方法，通过拍打通经活络、强筋壮骨、活动关节，促进血液循环，增强新陈代谢，提高身体抗病能力，从而起到强身健体、延缓衰老的作用。动作节奏感强、轻快，令人心情愉悦。经络系统是人体非常重要的组成部分，是运行气血、联系脏腑和体表及全身各部的通道，通过拍打，可以影响整个经络以及相联系的脏腑。

第八节　心心相印　幸福一生

动作说明（图16-8）：两手下按，到腹部，左脚向左开步；两臂由体侧划弧，在头上方手背相靠，抬头看手；两手由体侧下落，左脚收回；两臂收至胸前，成心形；两手下按，两腿微屈；两臂侧起，掌背相靠，右脚向右开步；两手由体侧下落，与肩相平，右脚收回；两臂收至胸前，成心形，再重复该动作2次。

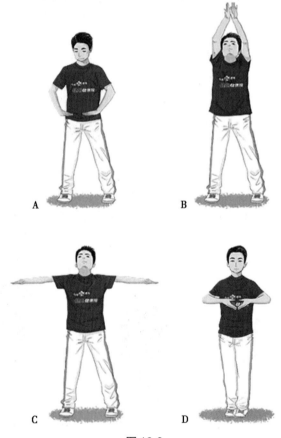

图16-8

功理功用：本式动作参考《诸病源候论》牵拉胁肋的方法，借鉴了存想的理论。两臂侧起的动作难度不大，对人体是一个整体的锻炼。两手结成心形，体现中老年人心怀坦荡，有一颗爱心，能恒久忍耐，有恩慈，不嫉妒，不自夸，不张狂,能够包容,有盼望,也呼吁人人都献出一点爱,心系他人。坚持锻炼,和合致中,身心健康,可以享受幸福人生。

　　健康导引术编创过程中,邀请中医学、西医学、运动医学、体育、舞蹈等专家多次论证,并不断修改才逐渐成形。2013 年 9 月,2 958 名中老年人在北京集体演示该操,创造了吉尼斯世界纪录。也应邀在 2013 年世界心脏病日中国区新闻发布会、第二十四届长城国际心脏病学会议分论坛上以本导引术为主题做相关报告。目前,在中国中医科学院支持下,通过全国妇女联合会、全国老年人体育协会等组织,已经向北京、青岛、沈阳、大连、西安、深圳等全国 10 个城市发放该导引术的宣传册和光盘,并组织相关培训,收到非常好的效果。健康导引术的编创和推广是在对《诸病源候论》导引法研究的基础上,按照中医学理论,结合广大群众对导引法的需求,对导引法推广和应用的一次有益尝试,为更好地推广《诸病源候论》导引法打下基础。

第十七章
辨证导引理论的思考与应用

导引法在《黄帝内经》中被确立为一种治疗方法,《诸病源候论》继承和发扬了《黄帝内经》思想,充分应用导引针对某些证候进行治疗。导引法之所以能融入到《诸病源候论》的证候之下,是因为其理论和方法与中医学共通,为研究和应用《诸病源候论》导引法提供了可能。通过对全书导引法的研究,发现导引法主要运用了整体观念、脏腑理论和经络理论。

第一节 中医理论的应用

一、整体观念

天人合一的整体观念在《诸病源候论》导引法和经典导引法中有充分体现。书中对导引法的论述多讲到动作路线、呼吸要求、心理活动,充分体现了人体形神合一的整体观,体现了"调身、调息、调心"三调合一。调身是指在习练导引法过程中对基本身形和肢体动作的调节,使之符合导引法的动作要领和规格,达到身形合度。《诸病源候论》中强调调身的词语非常丰富,如"端坐伸腰、正身、正住倚壁"等表示基本姿势,"展两足及趾,上拓,仰手,左右拱两臂,一足踏地,一手向后长舒努之"等描述的是肢体的动作路线,这些都属于调身的内容。调身是调息、调心的基础和前提。调息就是调整和控制呼吸的方法、次数、深度等,匀细柔长是其基本要求。书中调息的方法非常丰富,如"不息行气、闭气、散气",具体可参见前述。调息不是单独进行的,而是和动作相互配合,总原则是动作上升时吸气,动作下降呼气。调息是联系调身和调心的纽带。调心是指练功者在习练导引过程中,对自我精神意识、思维活动,进行主动、自觉的调整和运用。《诸病源候论》导引法中的存想法就是对调心的应用,如"存想日月、五脏色、光明",这些专论存想的条文也要求要有一定的姿势,才有利于存想。专门论述存想的条文只有 10 余条,不过在所有的导引法动作中,都要求"形与神俱",注意力集中在每一个动作和动作带来的体会上,这样才符合调心的要求。

三调合一就是对形神合一整体观念的具体应用。此外，《诸病源候论》还论述了要选择不同的时间进行锻炼，如"鸡鸣时、夜半"等，这充分运用了顺时养生的思想。在锻炼的注意事项方面也做了要求，如在天气极端变化的时候不适合练习导引法，练习过程中不能过度情绪波动，这都体现了中医学的整体观念。

二、经络学说

经络学说是导引法的重要理论，在练习导引法的过程中，就是通过畅通经络起到养生康复的目的。《诸病源候论》卷 19 积聚候介绍了积聚形成的病机，并记载"其汤熨针石，别有正方，补养宣导，今附于后……以左手按右胁，举右手极形。除积及老血"。其导引的方法是一手按压胁肋部位，一手用力上举，牵拉身体两侧肝胆经，此方法的原理就是经络理论。肝胆经循行于胁肋部位，肝气不畅与积聚形成关系密切，这个动作有助于通畅肝胆经气血，疏通肝气郁滞，消除气血瘀滞。风四肢拘挛不得屈伸候记载通过"手前后递互拓，极势，三七"，可以"去髀冷血，筋急，渐渐如消"。这一式主要动作是左臂向前，右臂向后抬起至与肩平，两手立掌，左掌向前推，右掌向后推。两手放平，两臂还原。右臂向前，左臂向后抬起，并推掌，手掌放平，两臂还原。重复 21 次。风痹四肢拘急，屈伸活动受到限制，主要原因是风邪侵犯筋脉，肝脏。肝主筋，筋脉失于濡养则出现屈伸不利，脉弦。两臂抬起，可以发动阳气。立掌主要刺激手三阴经，可有效缓解手臂拘挛。

导引法还重点刺激了一些穴位，充分发挥穴位的作用，如虚劳体痛候"飞仙、努脊"，虚劳候"搂肘、振肘"都通过展肩的动作刺激了人体膏肓俞和上背部膀胱经、督脉的穴位。通过刺激这些背部腧穴，由外传内，对相应的脏器可产生治疗和保健的作用。针刺、艾灸、推拿、点穴、刮痧、敷贴等，机制都源于此，导引也是如此。虚劳候"转足"和虚劳体痛候"摇足"都通过足踝的运动刺激了脚内外踝附近的上下二池穴，足踝部位是奇经八脉中阴维脉、阳维脉、阴跷脉、阳跷脉的起始之处。导引法虽然动作幅度不大，但通过对穴位和经脉的刺激也可体会酸麻胀痛等得气感，而得气是针灸发挥作用的前提，所以通过导引也可以得气从而发挥作用。可见，经络学说也是导引法的理论支撑之一，经络理论在导引法按语中得到了充分运用。

三、脏腑理论

中医学认为人体是一个以五脏为中心的整体，脏腑理论在《诸病源候论》导引法中也有充分体现。

1. 肝与肝病导引法 五脏之中肝的主要生理功能是藏血、主疏泄，可以调畅情志、调节血量。肝系统疾病的主要症状有眩晕、眼花、巅顶痛、乳房痛、两胁痛、少腹痛、阴囊胀肿疼痛、关节不利、筋挛拘急、抽搐、四肢麻木、急躁易怒等。在导引法方面，凡诸抻筋拔骨、导引按跷、疏泄浊气、调和血行的各种方法，皆可从肝起手。《诸病源候论》风病诸候、腰痛病候导引法如"仰趾、拱臂、捉颏、引腰"等动作非常强调对筋脉的拉伸进而影响肝脏的功能，还有"转身、旋腰、旋脊、胁肋式、掩耳"等动作通过对腰部的旋转，牵拉腰部两侧可疏通肝经气血，改善肝脏功能。转腰的动作可以与易筋经青龙探爪势相互参考，扭腰转腹可以把束在腰间的带脉锻炼得柔韧如丝，松紧合度，有利于顺应肝气生发的特性。此外，肝开窍于目，目病诸候导引法通过对肝脏功能的调节以及眼睛局部的锻炼起到治疗或辅助治疗目疾的作用。

2. 心与心病导引法　心为君主之官，主血脉、主神志。在志为喜，在液为汗，在体合脉，其华在面，开窍于舌。心在五行属火，故称为"火脏"。脏为阴，腑为阳，故心为脏中之阳脏，亦即阴中之阳。心脏系统疾病的常见症状有心悸、心脏抽痛、心烦、失眠多梦、健忘、喜笑不休、谵语发狂或痴呆、表情淡漠、昏迷、心前区憋闷疼痛、面色苍白无华、脉结代。《诸病源候论》导引法和心脏功能关系密切，首先导引法强调"调身、调息、调心三调合一"，其中调心就是对心主神志功能的发挥，这一点涉及每一条导引法。在习练过程中要把注意力集中在完成好每一个细微的动作上，仔细体会每一个呼吸，这样才有助于达到形体和精神的统一。其次，书中记载了专门存想的方法，如"存想四海、存五脏色、存光明"，这是对心主神志功能的充分运用，通过积极的想法来制约杂念，增强自信，以起到抵抗疾病的作用。然后，在心主血脉、心属火、火性炎上这一思想的指导下，"攀足、反望、呼字诀、吹字诀"等导引法中注重通过屈伸的动作推动血液的运行，通过上下的锻炼交通心肾，通过字诀排出心脏的浊气。可见，心系统的理论和导引法是密切相关联的。

3. 脾与脾病导引法　脾的主要生理功能是主运化、主升清、主统血。脾在志为思，在液为涎，在体合肌肉、主四肢，在窍为口，其华在唇。脾脏系统疾病常见的症状有：腹满、胀、痛，食少，便溏，四肢倦怠，黄疸，脱肛，崩漏，紫癜等。脾胃是人体气机升降出入的枢纽。脾胃纳运动能正常，水谷精微物质充盛，则营卫协调，五脏安和，机体功能正常。若脾胃气机升降失调，或升降太过，或升降不及，或升降反作，则不仅消化功能发生紊乱，而且还会波及其他脏腑，变生多种病证。对于脾胃系统病证，调理气机升降是最常用的治疗方法。《诸病源候论》导引法对脾功能的调节是通过调节气机升降和刺激脾胃中焦来完成的，虚劳病诸候中"托按"的动作两臂一上一下，上下拔伸而成圆，促进气机的升降开合以调脾和胃、增强中焦脾胃运化功能等作用。宿食不消病候的"俯身挽足、雁行气、清凉式"重点在于通过肢体运动、呼吸吐纳的方法促进胃肠蠕动，增强脾胃运化功能。

4. **肺与肺病导引法**　肺的主要生理功能是主气、司呼吸，主宣发肃降，通调水道，朝百脉主治节。肺在志为忧、为悲，在液为涕，在体合皮，其华在毛，在窍为鼻。肺脏系统疾病的常见症状有咳嗽，气短，哮、喘，胸闷疼痛，声哑失音，动则汗出等。《诸病源候论》导引法和肺脏功能的关系非常密切，主要体现在各种呼吸吐纳的方法上，如"行气、散气、服气、闭气"都是对呼吸的调节，也是对肺主气功能的具体运用。肺是人体与外界沟通的重要通道，胸式呼吸、腹式呼吸、鼻吸鼻呼、口吸鼻呼等方法都与肺的功能有关。从动作而言，所有展肩扩胸的动作都有利于肺脏的位置适中，胸腔扩大，有利于肺主宣发肃降功能的发挥。如脾胃气不和不能饮食候"展臂伸腰"的动作，两臂前举，两掌合于胸前，与膻中相对。该动作可使肺脏上下左右"位置适当"，使气脉升降、开合与呼吸符合标准，从而达到"气定神敛"的要求。

5. **肾与肾病导引法**　肾的主要生理功能是藏精，主生长、发育与生殖，主水液，主纳气。肾在志为恐，在液为唾，在体为骨、主骨生髓，其华在须发、在窍为耳及二阴。肾脏系统疾病常见的主要症状有阳痿、滑精、早泄、腰冷酸痛、下肢痿软、耳鸣、耳聋、健忘、水肿、尿频、尿不利、尿闭、遗尿等。中医认为腰为肾之府，《诸病源候论》导引法中腰背病诸候、上气候导引法"伸腰、旋腰、弯腰、拓腰、俯身、攀足"等动作通过对腰部肌肉的锻炼，可以起到改善肾脏功能的作用。这些动作可以与八段锦中摇头摆尾去心火，两手攀足固肾腰的动作相互参照。虚劳少气候"吞津"的方法也可以起到补肾的作用。肾主骨，导引法非常重视对骨骼的拉伸，通过强筋健骨，可以去除外在的风寒之邪气，补益虚劳，进而增强肾系统的功能。

第二节　辨证导引思路

辨证论治是中医学的基本特点之一，按照《素问·异法方宜论》的思想，治疗的方法可以是药物、针灸、也可以是导引。辨证论治在药物应用上体现为辨证选方用药，在针灸应用上体现为辨证选穴施针，在导引法的应用上本文概括为辨证导引。本文试举几例加以说明。

一、中风后遗症期

【**病机**】　中风分为中经络和中脏腑，本文以中脏腑后遗症期为例进行说明。中脏腑急性期的基本病机包括痰热、痰湿、火热等扰乱神明，出现神昏谵语等神志异常，在后遗症期神志得以恢复，主要病机是神明受损、脉络闭阻。

【**症状**】　精神方面异常表现为强哭强笑、情绪低落、心烦失眠，肢体方面一侧肢体活动不利、肌肉萎缩，口舌歪斜、言语謇涩等。

【治法】 调畅情志，疏通经络。

【导引法】 倚壁、仰趾、握固、旋踵、搅海、吞津、跟膝胫式。

【原理】 倚壁、仰趾是《诸病源候论》风偏枯候的导引法，倚壁可以辅助患者练习站立姿势，稳定步态。仰趾是对下肢肌肉力量的练习，可以促进下肢气血运行，促进恢复肌力。握固是对手指力量的锻炼，有安魂定魄的作用。搅海一方面是对舌肌功能、咀嚼功能的锻炼，帮助语言恢复；另一方面采用吞津可以促进津液分泌，起到补肾的作用。跟膝胫式、旋踵是对下肢功能的练习。

在练习过程中，初期以动作为主，动作熟练后增加呼吸的调节，如在仰趾时增加闭气的锻炼。患者参与到促进肢体功能恢复的导引法中，精神集中于动作和呼吸调节，这样可以帮助患者放松精神，这就是《诸病源候论》导引法中三调合一和以念治念方法的灵活运用。

【按语】 针对这类患者，临床多以综合治疗为主，中药方剂可以根据痰、虚、瘀的轻重选用涤痰汤、补阳还五汤、通窍活血汤等，导引可作为有效的辅助治疗手段。

二、痹证

【病机】 气血不通，经络痹阻。

【症状】 感受风寒湿邪气的轻重稍有不同，总以肢体关节疼痛，或痛处不移、或走窜，甚或关节肿胀屈伸不利为主。

【治法】 疏通气血，祛风除湿。

【导引法】 引足、布膝、引腰、挽弓、挽三里、旋脊。

【原理】 这些动作多来自《诸病源候论》风湿痹候、风冷候导引法。引足的方法是在仰卧姿势下，抬起一侧上下肢，可以伸展足太阳膀胱经。布膝的方法是手足活动之后，用发热的两手抚按两膝关节，可促进膝关节气血运行。引腰和旋脊是对脊柱拉伸和旋转的动作，能促进督脉气血运行，振奋阳气。挽弓是对上肢、肩臂的锻炼。挽三里既包括上下肢运动，也包括对足三里的按摩作用。

在应用过程中，可以根据患者的身体状况、症状的轻重进行加减。

【按语】 痹证和居处环境、生活习惯有密切关系，针对这类患者，药物治疗可有效缓解症状，导引法可辅助发挥作用，从而培养患者养成良好的运动习惯，有效地预防痹证的复发。

将导引法应用于临床实践，有理论、方法和现代研究的支撑，然而任何一种治疗手段都是有局限的，导引法也不例外。从《诸病源候论》导引法的分布看，"风病候、虚劳病候、脏腑病候、腰背病候、气病诸候"导引法比较集中，说明了导引法在祛风散寒、补益虚劳、调节脏腑、舒筋缓急、理气止痛等方面效果比较明显，这和现代对运动方法的认识也是一致的。而在外科、妇科、儿科，如疮疡候、妇人妊娠病诸候、小儿杂病诸候基本没有涉及导引法，说明导引法在这类疾病的治疗方面不具备优势。基于《诸病源候论》导引法，充分认识导引法的优势领域，可以找出合适的疾病，编创相应的导引法并推广应用。

附录
《诸病源候论》导引法名称及功用简表

序号	名称	证候	功用	主治
1	倚壁	风偏枯候、风痹候、疽候	祛风通络除痹	疽、疝、大风、偏枯、诸风痹
2	仰趾	风偏枯候、风痹候、目暗不明候	强腰健肾，聪耳明目，祛风除痹	腰背痹，偏枯，耳聋
3	转身	风偏枯候，风冷候	养血润燥，祛风散寒	去脊风冷，偏枯
4	互拓	风四肢拘挛不得屈伸候	柔筋缓急，祛风散寒，活血化瘀	去髀冷血，筋急
5	抱膝	风四肢拘挛不得屈伸候、风痹候、风头眩候、目风泪出候、虚劳候、诸痔候	柔筋缓急，祛风止痛，聪耳明目，补益虚劳	除难屈伸拜起，胫中痛萎
6	上拓	风四肢拘挛不得屈伸候	舒展肩胛，通经活血，抻拉两腋	去髀内风，两髀并内冷血，两掖筋脉挛急
7	虾蟆式	风身体手足不随候	祛风止痛，治疗臀痛	久行不已愈臀痛，劳倦，风气不随，不觉痛痒
8	振腹	风痹候、病热候	散热止痛，祛风除痹	除壮热疼痛，两胫不随
9	握固	风身体手足不随候	理气消积，调畅情志，宁心安神	治四肢疼闷及不随，腹内积气
10	拱臂	风痹候	止手臂痛，祛风除痹	治臂足痛，劳倦，风痹不随
11	捉颏	风头眩候、冷注候、喉痹候	柔筋缓急，祛风定眩，温阳开痹	去颈骨急强，头风脑旋，喉痹，髀内冷注、偏风
12	挽足	偏风候	祛风活络，滋阴柔筋	治上下偏风，阴气不和
13	旋踵	虚劳膝冷候、转筋候	散寒通络，柔筋缓急，去除麻木	除死肌，不仁，足寒
14	展足	风不仁候	散寒通络，去除麻木	除不仁、胫寒之疾

续表

序号	名称	证候	功用	主治
15	叠掌	风湿痹候	祛风除湿，强腰健脊，温补肾阳	愈足湿痹不任行，腰脊痹痛
16	引足	风湿痹候	祛风除湿，强腰健脊，通络止痛	以治痹湿不可任，腰脊痛
17	拘趾	逆气候	祛风除痹，理气降逆	除厥痹除体痹
18	布膝	风痹候	祛风除痹止呕	除痹、呕
19	摇足	风痹候	散寒除痹，升阳救逆	除胸、足寒，周身痹，厥逆
20	引腰	风痹候	除痹去瘘，行气开窍	去瘘痹，利九窍
21	努肩	头眩候、腰痛候、风齿候、口舌疮候	平调寒热，止痛解毒，祛风除痹	除寒热病，脊、腰、颈项痛，风痹，口内生疮，牙齿风，头眩
22	振肘	风冷候	散寒祛风，宽胸理气生肌	乳房风冷肿闷，鱼寸不调
23	挽头	风冷候、脚气缓弱候	散寒止痛，祛风除痹	去脚疼，腰髀冷，血冷，风痹
24	拓席	风冷候	散寒祛风，强壮腰肩	除脏腑内宿冷，脉急，腰髀风冷
25	屈伸	风冷候、腹痛候	祛风散寒，发汗温阳，引气止痛	此主治身中有风寒。欲治股胫手臂痛
26	倒挽足	风冷候	祛风散寒，舒筋缓急止痛	去背、项、腰、膝、髀并风冷疼闷，脊里倔强
27	捉腕	风冷候、呕吐候	祛风散寒，理气消积，温胃降气，开胃止呕	损腹肚冷风、宿气积，胃口冷，食欲进退，吐逆不下
28	跪坐	风冷候、腰痛候、上气候	散寒祛风，强腰止痛，平冲降逆	去膀胱内冷气、膝冷，两足冷疼，上气，腰痛，尽自消适
29	挽三里	风冷候、筋急候	祛风散寒，柔筋缓急	渐渐去髀脊冷风、冷血，筋急
30	双倒挽足	风冷候	强腰健脊，祛风散寒	去脊腰闷、风冷
31	空捺	风冷候	柔筋缓急，祛风散寒，去除肩风	臂内筋急
32	舒臂	风冷候	祛风散寒止痛	髀内风冷瘘
33	挽弓	风冷候、筋急候	舒筋缓急，散寒祛风	颈骨冷气风急
34	攀膝	风气候	补益肺气，理气祛风	腕闷疼

序号	名称	证候	功用	主治
35	拓颐	头面风候、嗜眠候	升阳祛风，止头肩痛	臂髃头风，眠睡
36	掩耳	头面风候、白发候	活血通脉，祛风止痛乌发	治头风，令发不白
37	倾头	头面风候	祛风止痛，梳利头颈	头风
38	抱两膝	头面风候、虚劳候	宽胸止痛，清利上焦，止五官痛	胸中上至头诸病，耳、目、鼻、喉痛
39	叉手挽头	头面风候	祛风舒筋止痛	头掖髃肘风
40	倒悬	风头眩候、风癫候	祛风定眩，止痛轻身	头眩风癫
41	攀项	风头眩候	温阳散寒，补益虚劳聪耳	治久寒不能自温，耳不闻声
42	脚近项	风头眩候	回阳散寒，聪耳明目，祛风定眩	愈大寒不觉暖热，久顽冷，患耳聋目眩病
43	引项	风头眩候	聪耳明目，祛风定眩，利咽喉	治耳聋，目癫眩，咽喉不利
44	婴儿式	风头眩候	聪耳明目，祛风定眩	耳聋目眩病
45	反望	风癫候、咳逆候	止咳降逆，理气宽胸，平调寒热，利咽喉	治咳逆，胸中病，寒热癫疾，喉不利，咽干咽塞
46	转动	风邪候、腹胀候	温运中阳，解表发汗，理气消胀	风冷
47	搂肘	虚劳候、喉痹候	补益虚劳，松肩展臂，除喉痹	肘臂劳
48	振肘	虚劳候	补虚除劳，理气活血	两肘内劳损
49	旋脊	虚劳候	补益虚劳，强壮腰膝，祛寒除痹	去五劳、腰脊膝疼，伤冷脾痹
50	卷足	虚劳候、虚劳膝冷候	补益虚劳，祛寒止痛，舒展四肢	去五劳，足臂疼闷，膝冷阴冷
51	捧膝	虚劳候、诸痔候	补心安神，散寒补虚，除痔疮	去心劳、痔病，膝冷
52	偏跏努膝	虚劳候	补益虚劳，除臂劳损	背急臂劳
53	绽放	虚劳候	治疗劳伤，通畅腹部	去五劳七伤，脐下冷暖不和
54	蛇式	虚劳候	通畅脘腹，治疗劳伤	五劳七伤

序号	名称	证候	功用	主治
55	摇臂	虚劳候、水肿候	补益虚劳,利水消肿	以治五劳七伤,水肿
56	转足	虚劳候	补益劳损,祛风消疹	诸劳疾疹
57	吞津	虚劳少气候	益气生津	虚劳少气
58	摩腹	虚劳里急候、腹痛候	补虚缓急,扶正祛邪,温中散寒	里急饱食
59	肩肘式	虚劳体痛候	除肩臂痛,补益虚劳	去身内、臂、肋疼闷
60	平坐攀足	虚劳体痛候、腰痛候	止颈腰痛,补益除劳	治颈、脊、腰、脚痛,劳疾
61	旋足	虚劳体痛候、虚劳膝冷候	去除骨痛,补益虚劳	骨痛
62	托按	虚劳体痛候、结气候、积聚候、宿食不消候	除臂背痛,补益虚劳	除两臂、背痛
63	胡跪	虚劳体痛候	舒筋止痛,调和阴阳	去臂、骨脊、筋阴阳不和,疼闷痛
64	飞仙	虚劳体痛候	舒筋活血,理气止痛,调理脏腑	去臂、腰、背、髀、膝内疼闷不和
65	努脊	虚劳体痛候、腰痛候	舒筋补虚,理气止痛	去踹、臂、腰疼。解溪蹙气
66	搅海	虚劳口干燥候	生津止渴,除口苦	口干舌苦
67	反弓	虚劳膝冷候	补益虚劳,散寒强膝,调理胸腹	去胸腹病,膝冷脐闷
68	打躬	虚劳膝冷候、膀胱冷候	强壮腰膝,散寒理气,通利膀胱	微减去膝头冷,膀胱宿病,腰脊强,脐下冷闷
69	争力	虚劳膝冷候、脚气缓弱候	补肾强膝,散寒止痛	去肾内冷气,膝冷脚疼
70	柱趾	虚劳膝冷候	散寒止痛,除腿骨痛	除两胫冷,腿骨中痛
71	拓涌泉	虚劳膝冷候、虚劳阴痛候	补益劳损,散寒止痛,健脾益肾	去劳损、阴疼、膝冷,脾瘦肾干
72	摇膝	虚劳膝冷候	补虚散寒,强壮腰膝	膝冷
73	柔脊	虚劳膝冷候	散寒降气,补益虚劳	冷气散,令脏腑气向涌泉通彻
74	仰身	虚劳膝冷候、病冷候	散寒止痛,强健腰腿	去脐下冷闷,膝头冷,解溪内疼痛

续表

序号	名称	证候	功用	主治
75	仰卧盘膝	虚劳阴下痒湿候、诸淋病、石淋候、气淋候、小便数候	除湿止痒,散寒止痛	除阴下湿,少腹里痛,膝冷不随
76	挽踝拓手	风虚劳候	祛风散热,补益虚劳	去手、足、腰、髀风热急闷
77	背脊式	风虚劳候	祛风散寒,理气舒筋	渐去背脊、臂髀、腰冷不和
78	压膝	风虚劳候、心腹胀候、目暗不明候	补益肺气,祛风补虚,理气消胀明目	风虚病
79	侧身	腰痛候	理气舒筋,止腰脊痛	去膊井、肋、腰脊痛闷
80	引腰	腰痛候	理气舒筋,散寒止痛	去五脏不和、背痛闷
81	念青龙	胁痛候	除左胁痛	胁痛
82	念白虎	胁痛候	除右胁痛	胁痛
83	伸臂	胁痛候	去除胁痛理气	胁皮肤痛
84	右顾	胁痛候	去除胁痛明目	除左胁痛,开目
85	金刚	胁痛候	去除胁痛,增强体质	治胁下痛
86	消食式	消渴候	消导饮食,治疗消渴	饮食不消
87	引肾	消渴候	生津止渴,调节气机	引肾,去消渴,利阴阳
88	持鼻吐气	伤寒候、目风泪出候、鼻息肉候	祛风散寒,通窍明目止痛	伤寒头痛洗洗
89	顿足	伤寒候	除热止痛,发汗散寒	身热背痛
90	挽耳	时气候、白发候	祛风散寒,升阳止痛乌发	令人胜风寒时气,寒热头痛
91	存念四海	时气候	祛邪扶正	辟百邪
92	存五脏色	温病候、疫疠病候	祛邪延年	又兼辟邪
93	存光明	温病候、疫疠病候	扶正祛邪	则百邪不敢干之
94	竖足	病热候	除热止痛	除身中热,背痛
95	后仰	病热候	除热生肌疗伤	除热,身中伤,死肌
96	伸足	病冷候	理气散寒,强壮腰脊,活血止痛	去肠冷,腰脊急闷,骨疼
97	合足	病冷候	补虚散寒通窍	去窍中生百病,下部虚冷
98	拓席	病冷候	散寒止痛,调和脏腑	去脐下冷、脚疼,五脏六腑不和

续表

序号	名称	证候	功用	主治
99	拓腰	病冷候	散肚腹寒，宽胸舒肩	去腹肚脐冷，两髀急，胸掖不和
100	拓腰振臂	上气候	理气降逆，宽胸舒心	去脊、心、肺气壅闷
101	降气式	上气候	降气止咳，调节心肺	咳逆上气
102	牵颐	结气候、宿食不消候、卒被损瘀血候	补气降气，利咽开音	治暴气、上气、写喉
103	散结式	上气候	理气散结，活血化瘀	结气
104	舒筋式	上气候	散结止痛，舒筋壮骨	去脊背、体内疼，骨节急强，肚肠宿气
105	转头立踵	脚气缓弱候、转筋候	舒筋止痛除痹	除脚中弦痛，转筋，脚酸疼，脚痹弱
106	四字式	脚气缓弱候	通利膝髋，缓急止痛	膝髀疼急
107	闭气自咳	咳逆候	宣肺止咳	咳嗽
108	吸腹	咳逆候、积聚候、癥瘕候	下气止咳，调节脏腑	荡涤五脏，津润六腑
109	屈膝挽趾	诸淋病、遗尿候	通淋止痛	以利腰髋，治淋
110	跟膝胫式	气淋候、小便数候	利尿通淋	除癥
111	捻胁	大便难候	通便止痛，理气散寒	大便难，腹痛，腹中寒
112	龟行气	大便不通候	理气通便	闭塞不通
113	带便	大小便难候	利大小便，补益虚羸	愈不能大小便，利腹，愈虚羸
114	呵字诀	肝病候	化解忧愁，疏肝解郁，调畅情志	愁忧不乐，悲思嗔怒，头眩眼痛
115	呼吹字诀	心病候	调节心脏，除去寒热	体有冷热
116	侧卧伸臂	心病候	理气消积，调养心气	积聚心下不便
117	嘻字诀	脾病候	除烦止痛，祛风止痒	痛，身体痒，烦闷疼痛
118	嘘字诀	肺病候	理肺除烦，除胸背痛	体、胸、背痛满，四肢烦闷
119	平坐俯身	肺病候	除胸肺病，强壮腰脊	胸中、肺中病也
120	呬字诀	肾病候	调节肾气，利咽开音，理气开窍	咽喉室塞，腹满耳聋

序号	名称	证候	功用	主治
121	散盘挽足	肾病候	调畅肾气	去肾气壅塞
122	伸臂旋腰	膀胱病候	温腹祛风，除膀胱冷，祛风理血，柔筋健骨	去膀胱内冷，血风，骨节急强
123	存各色光	五脏横病候	祛邪消疾	病在皮肤寒热者
124	伸展手足	腹痛候	除腹中痛，柔筋缓急	腹中弦急切痛
125	消胀式	腹胀候	理气消胀消食	渐去腹胀肚急闷，食不消化
126	伸腰调息	腹胀候、食伤饱候	温腹散寒，理气消食，除寒热	寒气，腹中不安
127	胁肋式	腹胀候	理气消胀，柔筋缓急，强健腰脊	击腹肚胀，膀胱、腰脊、臂冷，血脉急强
128	安卧吞津	心腹痛候	调理五脏，杀虫止痛延年	心腹痛
129	叉手抱头	九虫病、蛊毒候	治疗虫病	愈三尸
130	相踏	积聚候	除心下积，除烦止呕	除心下积
131	向日式	积聚候	理气消积明目	病心下若积聚
132	按胁	积聚候、宿食不消候	活血消积，温胃散寒	积及老血
133	正坐调息	积聚候、宿食不消候	消食散结	以消饮食
134	仰掌	积聚候	消除积聚	胁下积聚
135	下蹲挽指	寒疝候	调和营卫，散寒止痛	愈荣卫中痛
136	抬腿挽指	疝瘕候	消疝开窍，聪耳明目	去疝瘕病，利诸孔窍
137	侧卧调息	痰饮候	化痰消饮	治痰饮也
138	鹜行气	诸饮候、宿食不消候	化痰消食	愈宿食
139	蹲坐低头	癖候	理气消食行水散痛	疗宿壅。蹲坐，故久行之，愈伏梁。伏梁者，宿食不消成癖，腹中如杯如盘。宿痛者
140	拱背	诸否候	散结消痞理气散寒	去胸肋否，脏冷，膈疼闷，腰脊闷
141	展臂伸腰	脾胃气不和不能饮食候	调和脾胃去臂腰闷	去太仓不和，臂腰虚闷
142	抬腿	呕吐候	降气止呕和胃	除胃中病

续表

序号	名称	证候	功用	主治
143	俯身挽足	呕吐候	和胃降逆 调理肠胃	愈肠胃不能受食,吐逆
144	抚膝转腰	宿食不消候	理气消食,调和脏腑	去太仓、腹内宿气不化,脾痹肠瘦,脏腑不和
145	雁行气	宿食不消候	消食化积 醒神除邪	消食轻身,益精神
146	清凉式	宿食不消候、饮酒中毒候	消食解酒	解酒食饮饱
147	勾脚攀足	转筋候、筋急候	舒筋缓急	去筋节急挛躄痛
148	抬腿捉足	筋急候、诸痔候	柔筋缓急 通脉散寒 除痔	去四支、腰上下髓内冷,血脉冷,筋急
149	单跪推掌	筋急候	强壮腰膝,柔筋缓急	去腰、伏菟、掖下闷疼,髓筋急
150	拓腰后仰	筋急候	柔筋缓急 活血利咽	去两臂髀筋急,冷血,咽骨掘弱
151	大字式	筋急候	活血散寒 柔筋缓急	去身内八节骨肉冷血,筋髓虚,颈项髀急
152	长舒	筋急候	柔筋缓急,通脉止痛	去髓疼筋急,百脉不和
153	安眠式	卒魇候	安魂定魄 令不魇魅	令人不魇魅
154	肘摇式	风注候	祛风缓急 活血通脉利咽	髀肘风注,咽项急,血脉不通
155	乌发式	白发候	调节脊柱 乌发	调脊诸椎,利发根
156	低头挽指	白发候、目暗不明候	聪耳明目 乌发	治耳不闻,目不明
157	天地式	白发候	增益气力,乌发强齿	气力增益,发白更黑,齿落再生
158	闭气式	目风泪出候、卒被损瘀血候	理气活血,疏导两胁	两胁下积血气
159	熨目	目暗不明候	明目止痛	病痛
160	明目式	目暗不明候	明目除翳	内睛洁,此以外洗,去其尘障

续表

序号	名称	证候	功用	主治
161	亢引头	目暗不明候	明目舒筋	目暗患
162	摩手熨目	目茫茫候、鼻齆候	明目退翳	目茫茫
163	合膝张足	鼻生疮候、诸痔候	治疗鼻疮	鼻疮
164	琢齿	齿痛候	健齿止痛	齿痛病
165	交脚挽足	嗜眠候	升阳醒神	久寐精神不明
166	交脚踞地	瘰疬瘘候、乳结核候	理气止痛，疗瘰乳痛	瘰乳痛
167	捻胞	瘘候	除湿利尿	少腹重不便
168	龙行气	诸恶疮候、疥候	祛风疗疮，清热除湿	风疥、恶疮，热不能入
169	戾头	卒被损瘀血候	活血化瘀，舒筋止痛	体瘀血，项颈痛
170	叉腰打躬	卒被损瘀血候	理气活血 强腰	云门腰掖血气闭塞
171	仰头望月	无子候	益精填髓补阴	子断绪
合计	171法	1 739候中106候记载了导引法	功用非常丰富全面	适用范围广泛

主要参考文献

[1] 曹洪欣. 中医养生大成 [M]. 福州：福建科学技术出版社，2011.

[2] 张明亮. 唤醒你的身体——中医形体导引术 [M]. 北京：学苑出版社，2014.

[3] 周潜川. 气功药饵疗法与救治偏差手术 [M]. 太原：山西人民出版社，1959.

[4] 代金刚. 中医导引养生学 [M]. 北京：人民卫生出版社，2016.

[5] 李经纬. 中国古代医史图录 [M]. 北京：人民卫生出版社，1992.

[6] 刘天君. 中医气功学 [M]. 北京：中国中医药出版社，2005.

[7] 国家体育总局健身气功管理中心. 健身气功·八段锦 [M]. 北京：人民体育出版社，2003.

[8] 国家体育总局健身气功管理中心. 健身气功·六字诀 [M]. 北京：人民体育出版社，2003.

[9] 丁光迪. 诸病源候论养生导引法研究 [M]. 北京：人民卫生出版社，1993.

[10] 严世芸. 中医学术发展史 [M]. 上海：上海中医药大学出版社，2004.

[11] 张明亮. 二十四节气导引养生法——中医的时间智慧 [M]. 北京：人民卫生出版社，2014.

[12] 代金刚，张聪，廖艳，等. 习练八段锦对疲劳性亚健康者基本体质体能改善作用的队列研究 [J]. 中国中医基础医学杂志，2011，17（2）：186-188.

[13] 张灿玾，张增敏. 隋唐五代医学文献发展概述 [J]. 天津中医药大学学报，2006，25（3）：122-125.

[14] 刘朴. 汉竹简《引书》中健康导引法的复原及特征研究 [J]. 体育科学，2008，28（12）：81-85.

[15] 张明亮. 五脏的音符：中医五脏导引术 [M]. 北京：学苑出版社，2011.

[16] 周世荣. 谈马王堆导引图和《诸病源候论》中的导引术式 [J]. 湖南中医学院学报，1985，（2）：23.

[17] 陶弘景. 养性延命录 [M]. 赤峰：内蒙古科学技术出版社，2002.

[18] 张志斌. 隋唐时期医学思想特点的分析研究 [J]. 中华医史杂志，2001，31（1）：22-27.

[19] 方伯荣. 浅近设喻透彻说理——苏轼《教战守策》的艺术特色 [J]. 名作欣赏，1984，（03）：70-72.

[20] 刘完素. 素问玄机原病式 [M]. 南京：江苏科学技术出版社，1985.

[21] 张志斌，程英. 敬慎山房《导引图》考辨 [J]. 中医文献杂志，2010，（05）：1-3.

[22] 刘峰, 刘天君. 诸病源候论导引法还原 [M]. 北京: 人民军医出版社, 2012.

[23] 曹炳章. 中国医学大成 [M]. 北京: 中国中医药出版社, 1997.

[24] 代金刚.《诸病源候论》导引法研究 [D]. 北京: 中国中医科学院, 2014.

[25] 代金刚, 曹洪欣, 张明亮.《诸病源候论》呼吸吐纳法浅探 [J]. 中医杂志, 2016, 57 (03): 267-270.

[26] 乔文彪, 孙理军.《诸病源候论》版本流传考 [J]. 时珍国医国药, 2007 (11): 2843-2844.

[27] 郭颖.《诸病源候论》词语研究 [D]. 杭州: 浙江大学, 2005.

[28] 章文春.《诸病源候论》去虚劳导引法探析 [J]. 江西中医药, 2004 (11): 16-61.

后记：导引法的应用前景及推广实践

围绕疾病防治对《诸病源候论》导引法进行深入系统研究是传承中医导引法的重要环节，也是开展针对慢性病导引法研究的基础。

中医导引法在现代临床应用的前提是客观评价导引法的作用。本书通过以病证为切入点对《诸病源候论》导引法的出现频次进行研究，认为导引法较适合预防和治疗风病、虚劳、脏腑病、肢体关节病等内科和骨伤科常见病，而对妇产科、儿科、外科应用较少，这与今天医学界对导引法、运动疗法的认识相一致。

本书对导引法的名称、功用、路线进行了规范，可供临床专业医师、体育指导员根据患者具体情况，参考辨证组方用药的思路应用导引法，这为导引法应用于临床迈出了重要一步。本课题组开展的《诸病源候论》导引法研究获得2020年中国民族医药学会科学技术一等奖，中国中医科学院2019年科学技术二等奖。

为了进一步推广相关研究的成果，基于《诸病源候论》导引法和中医学理论，编创了适合中老年人全身锻炼的健康导引术，其导引术的动作和原理得到不同领域专家的肯定，被推广到北京、青岛、沈阳等10个城市。2013年，2 958名中老年人集体展示该导引法还打破了吉尼斯世界纪录。

中国中医科学院高度重视中医导引方面人才培养工作。在院校教育方面，在国家中医药管理局和北京市中医药管理局"西医学习中医班"和中国中医科学院硕士班开设了《中医导引学》课程，既讲解导引的源流、理论，也讲解动作的路线和要领。本人也多次前往瑞士、新西兰、日本等国家和地区讲解中医导引法，为中医药文化的国际推广做出了一定贡献。

《诸病源候论》导引法研究得到媒体的重视，中国中医科学院和中央电视台健康之路签署合作协议，共同录制节气养生等大型系列节目，基于对导引法的研究，本人2013—2019年度参与录制了300余期《健康之路》节目，内容涉及"六字诀的脏腑作用、化痰导引法、排毒导引法、安神导引法、节气导引法"等，节目在社会引起了较大反响。在2020年新型冠状病毒感染疫情暴发期间，笔者录制了中医导引法居家健身视频，通过央视频、头条等进行了传播，并应用于雷神山医院、武汉客厅方舱医院患者宣教中心，通过中医导引助力疫情防控。

随着医学的发展，卫生领域疾病关口前移，医学界越来越重视非药物疗法。导引法作为非药物疗法的有效手段，历史悠久、文献资料翔实，如果能在对《诸病源候论》深入研究的基础上，对《备急千金要方》《遵生八笺》《敬慎山房导引图》等书中导引法进行研究，传承中医导引精华，并借助现代仪器进行阐释，必将推动导引法应用于养生康复、疾病辅助治疗领域，为推动健康中国战略作出贡献。中医导引法也很有可能成为继针灸之后，中医药更好地走出国门、走向国际的一把钥匙，成为中华文化走向世界的重要载体。

代金刚

2022 年 6 月 21 日于北京